AF459543

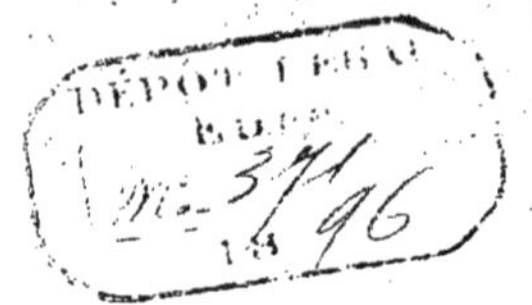

PROPHYLAXIE

DE

LA ROUGEOLE

A L'HÔPITAL

LA ROUGEOLE A L'HÔPITAL TROUSSEAU EN 1895

PAR

LE Dr ALFRED LIHOU

Ancien Aide d'anatomie à l'École de médecine de Caen.
Lauréat de l'École de médecine de Caen,
Externe des Hôpitaux de Paris.

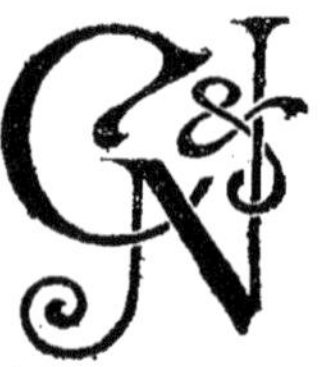

PARIS
GEORGES CARRÉ ET C. NAUD, ÉDITEURS
3, RUE RACINE, 3

1896

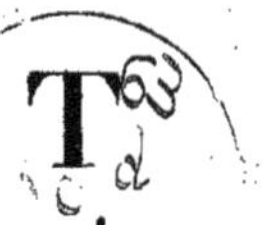

PROPHYLAXIE

DE

LA ROUGEOLE

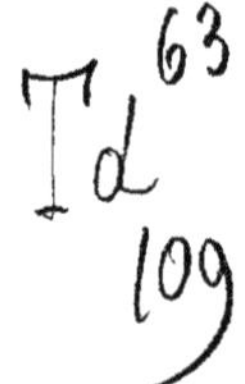

PROPHYLAXIE

DE

LA ROUGEOLE

A L'HÔPITAL

LA ROUGEOLE A L'HÔPITAL TROUSSEAU EN 1895

BIBLIOTHÈQUE NATIONALE
IMPRIMÉS

PAR

LE Dr ALFRED LIHOU

Ancien Aide d'anatomie à l'École de médecine de Caen,
Lauréat de l'École de médecine de Caen,
Externe des Hôpitaux de Paris.

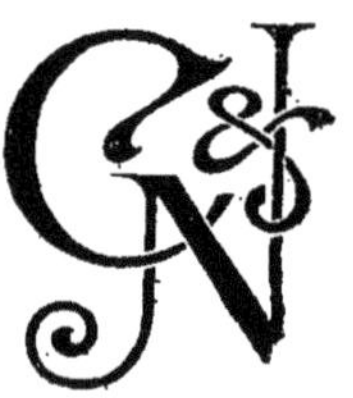

PARIS

GEORGES CARRÉ ET C. NAUD, ÉDITEURS

3, RUE RACINE, 3

—

1896

A LA MÉMOIRE DE MON FRÈRE

ALBERT LIHOU

MÉDECIN

A MON PÈRE ET A MA MÈRE

Témoignage de reconnaissance.

A MON FRÈRE

A MES MAITRES DE CAEN

A MES MAITRES DANS LES HOPITAUX DE PARIS :

A Monsieur le Docteur J. COMBY,
Médecin de l'Hôpital Trousseau.

A Monsieur le Docteur L. GALLIARD,
Médecin de l'Hôpital Tenon.

A Monsieur le Docteur F. LEGUEU,
Chirurgien des Hôpitaux.

A MES AMIS

A MON PRÉSIDENT DE THÈSE

M. le Professeur PROUST

MÉDECIN DES HÔPITAUX
MEMBRE DE L'ACADÉMIE DE MÉDECINE
COMMANDEUR DE LA LÉGION D'HONNEUR

AVANT-PROPOS

Nous tenons à ce que notre première parole soit une parole de reconnaissance et de remerciements à l'adresse de nos maîtres.

Nous voulons tout d'abord exprimer à M. le Dr Comby la profonde reconnaissance que nous éprouvons pour lui. Nous n'oublierons jamais l'accueil qu'il nous a fait à notre arrivée à Paris, les conseils et les enseignements qu'il nous a prodigués pendant notre première année d'externat durant laquelle nous avons eu le bonheur d'être attaché à son service à l'hôpital Tenon.

Pendant notre seconde année d'externat nous n'avons pas été moins bien favorisé puisque nous avons encore pu la passer auprès de lui à l'hôpital Trousseau. Là, il nous a initié à l'étude de cette partie si délicate de la médecine celle qui s'occupe des maladies des enfants.

Que M. le Dr Legueu, chirurgien des hôpitaux, auprès duquel nous avons passé notre dernière année d'externat reçoive l'expression de notre gratitude. Jamais il ne nous a ménagé un renseignement quand nous le lui avons demandé et nous nous souviendrons toujours des si intéressantes et brillantes causeries qu'il nous faisait tout en consultant les malades de l'hôpital Saint-Louis.

Nous regrettons que le temps passé auprès de M. le Dr Galliard, médecin de l'hôpital Tenon à la fin de notre première année d'externat, ait été si court; il a toutefois été suffisant pour nous permettre d'apprécier la bonté et les savants enseignements de ce maître, nous le remercions sincèrement de la bienveillance qu'il nous a toujours témoignée.

Que M. le Dr Verchère, chirurgien de Saint-Lazare veuille bien accepter nos remerciements pour les conseils qu'ils nous a donnés à notre arrivée à Paris.

Enfin nous serions ingrat, si nous n'adressions à nos maîtres de Caen l'expression de notre gratitude pour les enseignements qu'ils nous ont donnés et les témoignages d'affection qu'ils nous ont toujours prodigués. Les noms de MM. les Drs Auvray et Barrette qui nous ont enseigné les principes premiers de la clinique médicale et chirurgicale, ceux de M. le Dr Gidon dont nous avons eu le privilège d'être l'aide d'anatomie, de MM. les Drs Fayel, Guillet, Vigot, Moutier, Noury et Gosselin seront toujours présents à notre mémoire.

Nous voulons aussi témoigner publiquement ici à nos parents toute la reconnaissance que nous éprouvons pour eux, et leur exprimer toute notre tendresse filiale.

M. le professeur Proust a bien voulu nous faire le très grand honneur d'accepter la présidence de cette thèse, nous le prions de bien vouloir accepter nos plus sincères remerciements.

PROPHYLAXIE
DE LA ROUGEOLE
A L'HÔPITAL

INTRODUCTION

En janvier 1896, en quittant la direction du pavillon d'Aligre, où sont soignées les rougeoles à l'hôpital Trousseau, pour prendre celle du pavillon de la scarlatine, M. le Dr Comby nous chargea de relever la statistique des cas de rougeole traités au pavillon pendant l'année 1895.

Nous fûmes surpris en faisant ce travail de constater combien avait été faible, durant l'année qui venait de s'écouler, la mortalité parmi les petits morbilleux. Les résultats obtenus (14,42 p. 100 de décès) étaient relativement brillants si on les rapprochait de ceux obtenus durant la même année à l'hôpital des Enfants-Malades (20,72 p. 100 de décès) et à l'hospice des Enfants-Assistés (28 p. 100 de décès).

Aussi sur les conseils de notre Maître qui, au mois de mars 1896, communiqua cette statistique à la Société médicale des hôpitaux, nous pensâmes qu'il serait intéressant, en publiant ces chiffres, de rechercher quelle serait la façon la plus pratique, sinon idéale, de traiter à l'hôpital les enfants atteints de rougeole.

La question de l'hospitalisation de la rougeole est en effet si difficile à résoudre (et les discussions auxquelles elle a donné lieu, les tentatives souvent suivies de résultats peu brillants, qui ont été faites, en sont une preuve) qu'il nous a paru bon d'apporter, appuyée sur des faits, une faible contribution à cette étude.

Aussi, après avoir recherché les différentes améliorations apportées à l'hospitalisation de la rougeole depuis que des travaux de date récente et que nous allons rapidement passer en revue, nous en ont fait connaître la période contagieuse, l'agent de contage et son mode de transmission, après avoir exposé comment ces rougeoles sont hospitalisées dans les deux autres hôpitaux d'enfants de Paris, nous allons rappeler les diverses améliorations apportées à cette hospitalisation à Trousseau.

La statistique de 1895 nous permettra de montrer les résultats obtenus et d'établir quelles seraient les conditions nécessaires pour réduire au minimum la proportion encore si élevée des décès dus à la rougeole.

APERÇU HISTORIQUE

SUR

LA CONTAGION DE LA ROUGEOLE

Les connaissances actuelles sur la période de contagion de la rougeole, son agent de contage, et le mode de transmission de cet agent, l'étude des complications venant aggraver cette maladie sont de date relativement récente. Ce n'est guère, en effet, que dans ces cinquante dernières années que ces connaissances ont fait de très rapides progrès, aussi nombreux sont les travaux qui ont été publiés sur ce sujet.

C'est en 1846 que Panum (1), ayant l'heureuse fortune de pouvoir observer une épidémie de rougeole aux îles Féroë, put établir la nature exclusivement contagieuse de cette maladie.

Dans cette île, où depuis soixante-cinq ans aucun cas de rougeole n'avait été observé, le germe morbilleux fut importé par un individu venant de Copenhague et Panum put voir que partout la maladie se transmettait d'homme à homme, de village à village par contagion immédiate.

(1) PANUM. — *Du mode de transmission de la rougeole* (Arch. gén. de méd., avril 1851, t. Ier, p. 51).

Panum n'avait cependant pu fixer, ni le début, ni la fin de la période de contagion.

La première observation de rougeole transmise à la période prodromique est due à Franz Mayr (1) de Vienne, qui la rapporta en 1865.

La même année, et sans avoir connaissance de cette observation, le Dr Girard (de Marseille) faisait lire à la Société médicale des Hôpitaux une lettre dans laquelle il émettait ces conclusions, que « les fièvres éruptives se transmettent le premier jour de leur apparition, à l'époque de la fièvre, et que la transmission, passé cette époque, n'a plus lieu ».

Ces conclusions, très discutées, donnent lieu à de nouvelles recherches.

Le 23 juillet 1869, le Dr Girard faisait une seconde communication à la Société médicale des Hôpitaux dans laquelle il rapportait l'observation de 108 cas de rougeole ; tous ses malades avaient eu un contact plus ou moins prolongé avec un malade atteint de rougeole ou l'ayant eue le lendemain du contact.

En 1872, Dumas (de Cette) fait paraître dans le *Montpellier médical* (n° 3) un mémoire sur la période de contagion des fièvres éruptives et spécialement de la rougeole ; il conclut que : 1° la transmission de la rougeole peut se faire dès la première heure de la période d'invasion ; — 2° il reste à démontrer que la contagion peut se produire pendant les autres périodes et que, même dans ce

(1) Franz Mayr. — *Traité des maladies cutanées de Hebra* (Art. *Rougeole*).

(2) Girard. — *Sur divers points relatifs à l'histoire de la rougeole* (Soc. méd. hôp., 23 juillet 1869, p. 170).

cas, elle n'est pas due à la persistance des semina morbifiques existant dès l'invasion dans le milieu habité par le malade.

Le 23 février 1873, à la Société médicale des Hôpitaux, le Dr Lancereaux (1) lut une note dans laquelle il rappelait l'histoire de deux enfants qui, la veille d'une éruption rubéolique, transmirent l'affection à quatre autres enfants avec lesquels ils avaient été en contact (2). Vidal rapporta une observation analogue dans la même séance.

En 1876, Dumas (3) publia quinze nouveaux faits venant confirmer ses premières conclusions.

La même année, le Dr Fœrster (4) (de Dresde) fit un rapport sur le même sujet à la Société des Sciences naturelles et médicales de cette ville : c'est le premier ou le second jour du stade prodromique que se produit l'infection. Il est rare que la contagion date de la période d'éruption ou d'une période encore plus éloignée du début.

D'autres observations de M. le Dr Cadet de Gassicourt, du Dr Labric, conduisent aux mêmes conclusions.

Enfin dans une excellente thèse, sur la contagion de la rougeole, soutenue en 1882, le Dr Béclère (5), rapporte de nombreuses observations qui l'amènent à conclure de la même façon que les auteurs précédents, c'est-à-dire

---

(1) Lancereaux. — *Note sur la contagion de la rougeole pendant le cours de la période d'invasion* (Société méd. des hôp., séance du 28 février 1873, p. 91).

(2) Vidal. — Soc. méd. hôp., 28 février 1873, p. 93.

(3) Dumas. — *Quelques exemples de contagion de la rougeole pendant la période d'invasion* (Mémoire à la Société medico-pratique, 1876).

(4) Fœrster. — Jahrb. für Kinderheilhunde, 1876.

(5) Béclère. — *De la contagion de la rougeole* (Th. Paris, 1882).

que « la rougeole est contagieuse dès le début de la période d'invasion et pendant la période d'éruption, elle ne semble pas être contagieuse au delà de ce temps ».

En 1882, on était donc fixé sur la période de contagion de la rougeole ; on n'en connaissait pas moins le lieu de production du contage et son mode de transmission.

En effet, déjà, comme le rapporte M. Béclère, H. Monro et Looke au XVIIIe siècle s'étaient servis de salive et d'humeur lacrymale pour inoculer la rougeole.

Plus tard, en 1860, Franz Mayr (1) exécuta la même expérience sur deux enfants sains et vit éclater chez eux les premiers symptômes d'invasion, huit jours chez le premier, neuf jours chez le second après la date de l'inoculation, et l'éruption le treizième jour après l'infection.

Les tentatives de transmission de la rougeole par les résidus de desquamation échouèrent presque toujours.

De nombreux essais furent aussi faits pour transmettre la rougeole en inoculant du sang d'individus en pleine éruption à des individus sains ; ces expériences parurent donner des résultats dans les mains de Locatelli (1812), Speranza (1822), Michael de Katona (2) (1842), Francis Home (1858), mais faites dans d'assez mauvaises conditions puisqu'on les pratiquait en pleine épidémie, et que d'autre part on sait que la rougeole est contagieuse sans inoculation avant et pendant la période d'éruption, ces expériences ne nous offrent que peu d'intérêt, elles n'ont d'ailleurs aucun rapport avec le mode de transmission de la rougeole.

---

(1) FRANZ MAYR. — *Traité des maladies cutanées de Hebra* (art. *Rougeole*).

(2) *Rapportés dans la* Gazette médicale, 1843.

La connaissance du microbe de la rougeole pourrait présenter un intérêt plus grand, mais, à ce sujet, on n'en est encore qu'à la période de tâtonnement et l'étude des bactéries tirées du sang et du mucus nasal par Coze et Feltz en 1871, le microcoque décrit par Keating et Leyden, le diplocoque de Babes, le bacille découvert en 1892 par Canon et Piélicke (1), les protozoaires décrits la même année par Dœhle, le microbe décrit plus récemment par Tchaïkowsky et approuvé par le professeur Podvyssotzky (2), n'ont en rien résolu la question que les résultats négatifs des auteurs qui ont voulu contrôler les recherches précédentes ont rendue encore plus obscure.

Il semble donc résulter de tout ce qui précède que pour qu'il y ait transmission de la rougeole, il soit nécessaire qu'il y ait en quelque sorte inoculation de la maladie, c'est-à-dire transfert des sécrétions de l'enfant malade à l'enfant sain, et pénétration dans son organisme du germe infectieux contenu dans ces sécrétions. Ce transfert peut se faire soit par contact direct soit par contact indirect, l'enfant sain touchant à des objets déjà infectés par l'enfant malade ou se trouvant en contact avec des personnes ayant soigné ou touché l'enfant malade.

La transmission par l'air atmosphérique n'est pas encore prouvée, mais elle peut être jusqu'à un certain point admise : les crachats, les sécrétions nasales et lacrymales peuvent, véhiculés par l'air atmosphérique aller jusqu'à une certaine distance infecter les enfants voisins. C'est

---

(1) Canon et Piélicke. — Bacille. Berlin. Klin. Wochensch., 1892.

(2) *Le microbe de la rougeole* (Méd. moderne, 15 juillet 1896).

l'opinion du Dr Sevestre (1) qui limite ainsi autour de chaque malade une zone dans laquelle la contagion peut se faire de cette façon, c'est ce qu'il appelle la *zone dangereuse*. M. le professeur Grancher (2) ne partage pas ces idées et croit que le contact est nécessaire pour qu'il y ait contagion, il apporte à l'appui de cette opinion ce fait qu'il a vu dans son service la contagion se faire entre deux enfants dont les lits étaient distants de 12 mètres, mais qui étaient soignés par la même infirmière alors que les enfants couchés dans les lits voisins ne furent pas atteints.

Quant à la résistance de l'agent de contage, elle est très éphémère, et la dessiccation, la lumière lui enlèvent en quelques heures toutes ses propriétés virulentes; on a bien, il est vrai, rapporté des cas de rougeole transmise à des époques éloignées de la maladie par les objets ayant servi au malade, « mais, dit M. Grancher, je ne crois pas pour ma part à ces contagions de rougeole après trois, quatre, six mois par un linge ou un vêtement ayant servi à un morbilleux » (3).

La prophylaxie de la rougeole semble donc, à première vue, chose aisée à réaliser. Il paraît si facile en principe de ne point mettre un enfant malade en contact avec un enfant sain, l'agent de contage est si peu résistant et la désinfection si facile à pratiquer !

---

(1) Sevestre. — *Sur le mode de transmission de la rougeole et de la diphtérie* (Soc. méd. hôp., 22 février 1889).

(2) Grancher. — *Traité de médecine et de thérapeutique de Brouardel* (Art. *Rougeole*, p. 315).

(3) Grancher. — *Traité de médecine et de thérapeutique de Brouardel* (Art. *Rougeole*, t. Ier, p. 318.)

Mais ces sécrétions sont virulentes à la période d'invasion de la maladie, à la période prodromique alors que très peu de symptômes permettent au clinicien de faire le diagnostic et d'isoler le malade.

Les diverses améliorations apportées depuis quelque temps dans l'hospitalisation de la rougeole, les mesures prophylactiques prises partout dans nos hôpitaux d'enfants et les résultats peu brillants obtenus sont une preuve plus que suffisante des difficultés éprouvées.

LA ROUGEOLE

A L'HOSPICE DES ENFANTS-ASSISTÉS

Nous ne pouvons mieux faire l'historique de l'hospitalisation aux Enfants-Assistés qu'en rappelant les nombreux travaux qui ont été faits sur ce sujet.

Il y a une cinquantaine d'années, la mortalité y était effrayante : « Quand j'arrivai à l'hospice des Enfants-Assistés, nous rapporte le Dr Dechaut dans sa thèse inaugurale, en 1842, avec les notions élémentaires de médecine, je laissai passer presque inaperçues les premières rougeoles qui se manifestèrent croyant comme tout le monde que cette maladie était très bénigne; mais quand je vis à plusieurs reprises succomber le cinquième, le quart, le tiers de nos malades, je dus singulièrement modifier mes opinions » (1); mais cet auteur, loin de voir les causes de cette mortalité élevée dans la façon de traiter les malades, les attribua à la gravité de la maladie méconnue jusque-là selon lui.

Plus tard, d'autres auteurs, ayant pu observer la bénignité de la rougeole traitée isolément, commencèrent à

(1) Dechaut. — *De la rougeole irrégulière et compliquée* (Th. Paris, 1842, p. 14).

s'élever contre la façon défectueuse dont on traitait les enfants.

Oyon (1) dans sa thèse (1873) reconnaît que la mortalité aux Enfants-Assistés est moins due à la rougeole elle-même qu'à ses complications, complications qu'il attribue au mauvais état général des enfants, au milieu où ils sont soignés, au défaut de toutes mesures prophylactiques et hygiéniques enfin !

A cette époque, tous les enfants, qu'ils viennent soit du dehors, soit des services de médecine de cet hospice, sont isolés dans la même salle. Cette salle est close, afin qu'aucun courant d'air ne vienne amener des complications broncho-pulmonaires alors unique objet de la terreur du clinicien. Rougeoles simples, rougeoles compliquées de broncho-pneumonie ou de coqueluche sont toutes enfermées dans la même salle de telle sorte que loin d'être un avantage, cet isolement factice rend les germes infectieux plus nombreux, plus virulents et les chiffres des décès plus élevés.

La moyenne des décès y est en effet pour les six années s'écoulant de 1867 à 1872 de 47,09 p. 100, se répartissant de la façon suivante :

Année.	P. 100.		P. 100.
1867 . .	37,44	Ou bien si on déduit de ces chiffres les décès survenant chez des enfants âgés de moins de deux ans.	31,74
1868 . . .	42,46		40,30
1869 . . .	54,03		48,59
1870 . .	54		47,09
1871 . . .	64,32		60,81
1872 . . .	30,30		27,05

(1) Oyon. — *Causes de la gravité de la rougeole aux Enfants-Assistés* (Th. Paris, 1873).

Par rapport à l'âge, cette mortalité se répartit de la façon suivante :

Age.		P. 100.
De 2 à 3 ans	. . . . .	69,35
3 à 5 —	. . . . . .	44,03
5 à 10 —	. . . . . .	24,01
10 à 15 —	. . . . . .	chiffre insignifiant.

Ces chiffres montrent assez quelle était alors la gravité de la rougeole.

Et, cependant, on remarquait déjà que les enfants même débilités pouvaient échapper à la mort s'ils étaient traités dans un milieu moins infecté.

« Quelle différence, écrit M. Oyon(1), lorsque les sujets peuvent être traités isolément ! Alors le jeune âge, la faiblesse, le rachitisme lui-même ne les vouent pas fatalement à la mort. Nous pouvons produire à cet égard deux exemples remarquables qui nous ont été fournis par notre ami M. Coyne, interne du service de médecine aux Enfants-Assistés. Il s'agit de deux petites filles, atteintes de la rougeole dans cet établissement et traitées hors de l'infirmerie ; bien que présentant l'ensemble des conditions défavorables que nous venons d'indiquer, elles ont pu néanmoins guérir contrairement à toute prévision. »

Malgré ces exemples frappants le *statu quo* persiste jusqu'en 1878. A cette époque Parrot, voulant essayer de lutter contre la mortalité toujours aussi élevée, fit construire, à Thiais, une annexe pour les enfants de deux à cinq ans, mais les résultats ne répondirent pas aux

(1) *Loc. cit.*, p. 52.

espérances qu'on avait fondées et à Thiais, comme à Paris, la rougeole fit toujours sensiblement le même nombre de victimes et voici les résultats que nous relevons pour les années s'écoulant de 1882 à 1886 dans une statistique communiquée par M. le Dr Sevestre à la Société médicale des hôpitaux :

Année.	Malades.	Décès.	P. 100.
1882	280	128	45
1883	268	128	47
1884	328	187	57
1885	370	147	46

En 1886, M. Sevestre réussit à faire construire dans le jardin de l'hospice quelques pavillons destinés à recevoir les rougeoles.

Ces pavillons sont inaugurés en 1886 et dès lors on commence à voir diminuer le nombre des décès.

Année.	P. 100.
1886	42
1887	42
1888	27
1889	31
1890	31
1891	31

Parmi ces décès il faut compter le tiers et même la moitié pour certaines années des décès dus à des rougeoles compliquées de diphtérie.

Il y a quelques années une des salles de l'hospice fut aménagée pour recevoir tous les enfants à leur arrivée, et leur faire subir une sorte de quarantaine ; ce lazaret, insuffisant, n'est que provisoire et sera bientôt remplacé par un lazaret convenablement aménagé.

Récemment M. le Dr Hutinel, pour diminuer les cas intérieurs de rougeole et des autres maladies contagieuses, fit construire dans une des salles communes de l'hospice des cloisons, vitrées à partir de 70 centimètres du sol, et d'une hauteur de 2 mètres environ, divisant ainsi la salle en petites chambres de deux lits. Malgré ces précautions la mortalité a toujours été plus élevée à l'hospice des Enfants-Assistés que dans les autres hôpitaux d'enfants, mais la raison en est assurément due à l'état général des petits malades qui tous, enfants de pauvres gens ou enfants abandonnés, se trouvent dans des conditions hygiéniques déplorables à leur entrée à l'hospice.

La statistique pour l'année 1895, soigneusement relevée par M. Kuss, interne du service, est cependant beaucoup plus favorable que celle des années précédentes ; elle est publiée dans la thèse du Dr Grèze (1) (mars 1895) qui, à ce propos, expose les mesures prophylactiques et antiseptiques prises par le Dr Hutinel aux Enfants-Assistés. Nous allons brièvement rappeler les principaux points de ce travail.

Aux Enfants-Assistés, cinq pavillons disposés en deux groupes sont destinés à recevoir les rougeoles, l'un destiné aux rougeoles diphtéries et rougeoles compliquées comprend quatre petites salles, deux de chacune quatre lits ; un personnel spécial d'infirmières est attaché à ce pavillon.

(1) GRÈZE. — *L'antisepsie médicale dans les pavillons de rougeole des Enfants-Assistés* (Th. Paris, mars 1896).

Les quatre autres pavillons, indépendants les uns des autres, sont desservis tous les quatre, par le même personnel d'infirmières, deux de ces pavillons peuvent contenir chacun huit à dix lits, les deux autres chacun trois lits.

Ces pavillons bien aérés et largement éclairés peuvent être facilement désinfectés ; cette désinfection est pratiquée autant que possible, tous les quinze ou vingt jours.

Les élèves, surveillantes et infirmières sont astreints à porter une blouse et à se désinfecter soigneusement les mains après avoir examiné ou soigné chaque malade.

Les enfants, à leur arrivée au pavillon, sont plongés dans un bain de sublimé au 1/15000 et soigneusement savonnés, les cheveux sont coupés ras, les yeux fréquemment lavés, les oreilles attentivement surveillées ; s'il se déclare de l'otite, après une grande irrigation à l'eau boriquée on instille dans l'oreille quelques gouttes de :

Glycérine . . . . } āā
Liqueur de Van Swieten . . . . }

La bouche est largement lavée plusieurs fois par jour, le nez n'est pas l'objet de soins spéciaux. Quant aux soins médicaux ils se réduisent à presque rien : lait pendant la période fébrile, potion de Todd de 20 grammes avec 1 gr. 50 d'acétate d'ammoniaque en potion.

Ces mesures ont donné les résultats suivants :

Cas.	Décès.	P. 100.
227	65	28

Les cas par rapport à l'âge se répartissent de la façon suivante :

Age.	Cas.	Décès.	P. 100.
De 0 à 2 ans	90	46	51
2 à 4 —	92	18	19
Au-dessus de 4 ans . . .	45	1	2,22

Parmi ces décès, 10 sont survenus chez des enfants débilités (diarrhée, cachexie, infection cutanée), 46 sont dus à des rougeoles compliquées de bronchopneumonie, 6 sont survenus chez des tuberculeux et 2 sont dus à des rougeoles compliquées de scarlatine (1).

---

(1) Dans sa statistique, M. Kuss a compté les décès survenus chez des enfants guéris de leur rougeole et qui, remontés au pavillon de la nourricerie ou dans les divisions, y mouraient soit de complications non guéries, soit d'affections qui se manifestaient aussitôt après leur entrée dans ces pavillons.

Nous n'avons pas suivi cette règle dans notre statistique concernant la rougeole à l'hôpital Trousseau, parce que les enfants atteints de complications ne quittaient le pavillon de la rougeole qu'après leur complète guérison, et que d'autre part les enfants qui sortaient guéris ne pouvaient être suivis, étant rendus à leur famille.

En tout cas, pour distinguer la mortalité totale de la mortalité survenant chez ses petits malades quinze et vingt jours après leur éruption, M. Kuss fait les divisions suivantes :

Mortalité comptée exactement (mortalité à la fois immédiate et tardive) . . . . 28 p. 100

Mortalité en comptant les décès survenus dans les quinze jours à partir de l'éruption . . . . 20 —

Mortalité en comptant les décès survenus dans les vingt jours . . . . 22 —

LA ROUGEOLE

A L'HOPITAL DES ENFANTS-MALADES

L'histoire de l'hospitalisation de la rougeole aux Enfants-Malades est des plus intéressantes à étudier, elle nous offre des exemples nombreux et variés d'essais d'isolement et d'antisepsie dans la rougeole.

Avant 1886 les rougeoles n'étaient point isolées et étaient soignées dans les salles communes; mais sous l'influence des recherches faites sur cette affection on songea à traiter ces cas dans des locaux séparés, et en 1886 fut ouvert dans une des dépendances de l'hôpital une salle destinée à recevoir tous les cas de rougeole.

Après l'inauguration de ce service d'isolement, la mortalité ne diminua cependant pas, comme le prouve une statistique publiée par M. le professeur Grancher dans le *Bulletin médical* de 1889 (1).

Avant l'installation des pavillons des rubéoleux, on trouve en effet les chiffres suivants :

Année.	Cas extérieurs.	Cas intérieurs.	Décès.	P. 100.
1884. . .	362	74	191	43
1885. . .	301	60	119	33

---

(1) GRANCHER. — *Isolement et antisepsie à l'hôpital des Enfants-Malades* Bulletin médical, 20 février 1889, p. 227.

BIBLIOTHÈQUE NATIONALE IMPRIMÉS

et après cette installation :

Année.	Cas extérieurs.	Cas intérieurs.	Décès.	P. 100.
1886. . .	274	127	197	48
1887. . .	371	145	206	40
1888. . .	217	206	178	42

Le nombre des cas intérieurs parut donc augmenter pendant ces trois dernières années, mais la proportion des décès au lieu de diminuer s'accrut également; cet insuccès doit être attribué aux mauvaises conditions dans lesquelles est fait l'isolement; ces diverses salles sont, en effet, mal appropriées et de plus il n'y a pas de pavillon destiné à recevoir les cas douteux qui sont, ou bien envoyés dans les salles communes où ils sont des foyers de contagion si ce sont des rougeoles, ou bien envoyés au pavillon de la rougeole où ils contractent l'affection s'ils ne l'ont pas.

Aussi en juin 1889, M. Grancher essaya-t-il de lutter contre ces deux dernières causes de contagion, et pour cela il chercha à réaliser deux projets : réduire au minimum tout contact suspect; désinfecter tout objet souillé après le contact.

Pour cela il installa autour de chaque lit suspect un paravent en grillage de $1^{m},20$ de hauteur. L'enfant ainsi entouré par ce *box mobile* pouvait voir ses petits voisins mais n'avait aucun contact avec eux. Une infirmière spéciale fut chargée de tous les enfants ainsi isolés, tous les objets ayant servi au repas du malade suspect étaient plongés dans l'eau bouillante aussitôt après avoir servi (1).

(1) GRANCHER. — *Essai d'antisepsie médicale* (Revue d'hygiène, 1890, p. 513).

Les résultats ne furent pas ceux qu'espérait M. Grancher, et en 1889 il y avait encore dans son service 25 cas intérieurs et dans les autres 38, 33, 19, 20, 41 ; la différence était trop peu sensible pour qu'elle pût être attribuée aux perfectionnements apportés.

En août 1890 on commence à faire la sélection à la porte de l'hôpital et un interne est désigné pour faire ce service, mais malheureusement l'isolement est fait dans de si mauvaises conditions, la prophylaxie est si difficile à pratiquer que le zèle des chefs de service s'exerce en vain et la mort fait toujours de grands ravages.

Il n'y a pas, en effet, de pavillon de douteux, ce pavillon n'a été ouvert qu'en janvier 1896, et la salle d'isolement pour la rougeole installée dans une des salles de l'hôpital affectée à ces cas ne peut être assez souvent désinfectée et ne permet pas l'isolement rapide et facile des cas compliqués de bronchopneumonie.

Voici les chiffres que nous avons relevés sur les registres de l'hôpital pour les années s'écoulant de 1890 à 1894 :

Année.	Cas.	Décès.	P. 100.
1890.	610	167	27,37
1891.	511	183	35,79
1892.	422	167	39,57
1893.	389	100	25,73
1894.	407	145	35,62

En 1895 une légère amélioration est apportée dans l'isolement, et les *boxes vitrés* mis en usage dans le service du Dr Hutinel aux Enfants-Assistés sont installés aux Enfants-Malades

Est-ce à cette amélioration, est-ce à une série heureuse qu'est due la statistique très favorable de la rougeole pour l'année 1895. En tout cas voici les chiffres que nous avons relevés :

Année.	Cas.	Décès.	P. 100.
1895.	579	120	20,72

Ces chiffres se répartissent de la façon suivante par rapport à l'âge :

Age.	Cas.	Décès.	P. 100.
De 0 à 1 an	42	26	61,90
1 à 2 —	151	61	40,50
2 à 5 —	263	31	11,70
Au-dessus de 5 ans. .	123	2	1,62

LA ROUGEOLE

A L'HOPITAL TROUSSEAU

Jusqu'en 1889, à l'hôpital Trousseau, les rougeoles n'étaient pas plus isolées qu'à l'hôpital des Enfants-Malades, mais étaient soignées dans les salles communes, et les décès, tout en atteignant un chiffre très élevé, étaient loin de pouvoir être comparés à ceux de l'hospice des Enfants-Assistés. La raison en était, nous l'avons déjà vu, que ces cas soignés dans des salles vastes, suffisamment aérées, subissaient moins l'influence des germes multiples répandus dans les salles fermées de l'infirmerie des Enfants-Assistés.

Nous publions ici le relevé des statistiques pour les années s'écoulant de 1882 à 1886.

Année.	Cas.	Décès.	P. 100.	Année.	Cas.	Décès.	P. 100.
1882.	121	20	16,22	1885.	197	51	25,88
1883.	167	48	28,74	1886.	212	56	26,40
1884.	210	52	25,76	1888.	380	110	28,94

En 1889, un vieux bâtiment situé dans l'un des angles du jardin de l'hôpital fut aménagé pour recevoir tous les cas de rougeole.

Il comprend un rez-de-chaussée et un premier étage. Le rez-de-chaussée fut le premier ouvert. Composé de quatre pièces, trois grandes et une petite, ces pièces peuvent être isolées les unes des autres.

On pénètre dans la première des trois grandes pièces

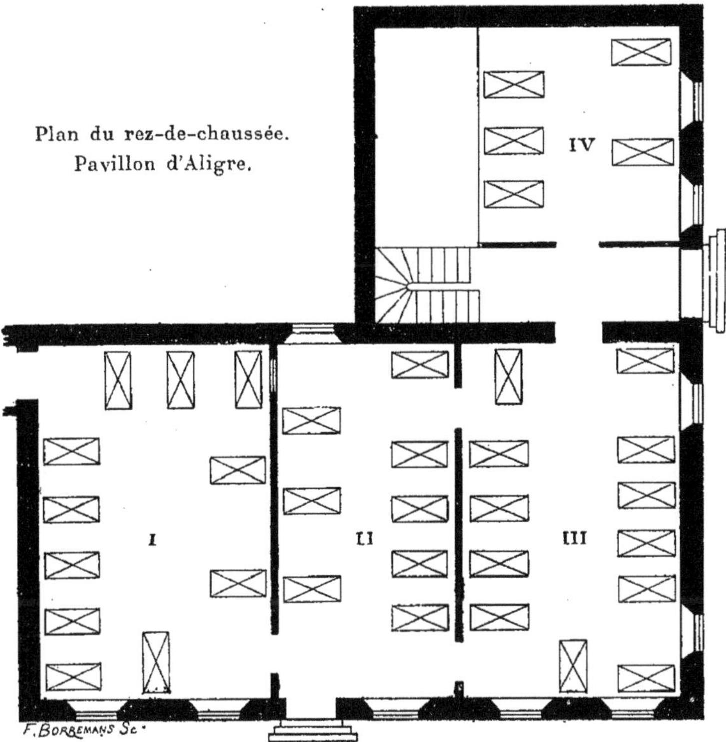

Plan du rez-de-chaussée.
Pavillon d'Aligre.

par un long couloir, cette salle contient quatre lits et sept berceaux, la seconde, plus petite, ne contient que trois lits et cinq berceaux. Communiquant avec les deux autres salles entre lesquelles elle se trouve située, on peut l'isoler complètement et y accéder par une large porte donnant sur le jardin.

Les deux dernières salles (3 et 4) sont séparées l'une de l'autre par un large vestibule donnant également issue dans le jardin.

La première, qui fait partie du groupe comprenant les deux salles dont nous venons de donner la description, contient cinq grands lits et sept berceaux.

La seconde beaucoup plus petite ne contient que cinq lits.

De larges fenêtres permettent d'aérer abondamment et fréquemment ces salles; les murs peints à l'huile rendent la désinfection facile, enfin un dallage en briques rouges permet de faire tous les matins un lavage à grande eau.

Tel était l'aménagement de ce pavillon en 1889, quand on commença à pratiquer l'isolement des cas de rougeole à l'hôpital Trousseau.

Les deux premières salles étaient réservées aux rougeoles simples, la troisième aux rougeoles compliquées de bronchopneumonie; la quatrième, pas encore aménagée, ne fut ouverte que quelques années plus tard; les rougeoles associées à la scarlatine ou à la diphtérie étaient alors soignées dans leurs pavillons respectifs.

Malgré ces mesures, l'isolement des rougeoles bronchopneumonie était plutôt factice que réel, le personnel pouvant passer sans difficulté des deux premières salles dans la troisième, et comme de plus les soins antiseptiques et hygiéniques laissaient à désirer, la mortalité augmente, et en 1890 nous relevons les chiffres suivants : 472 cas, 154 décès, mortalité 32,6 p. 100

En 1891, le premier étage complètement aménagé put recevoir tous les cas de rougeole compliquée.

Divisé en petites pièces séparées les unes des autres par des cloisons vitrées à partir de 1 mètre du sol, il comprend cinq chambres, trois petites dont deux contiennent un lit et un berceau, la troisième contenant trois lits, et deux grandes dont l'une contient huit et l'autre dix lits.

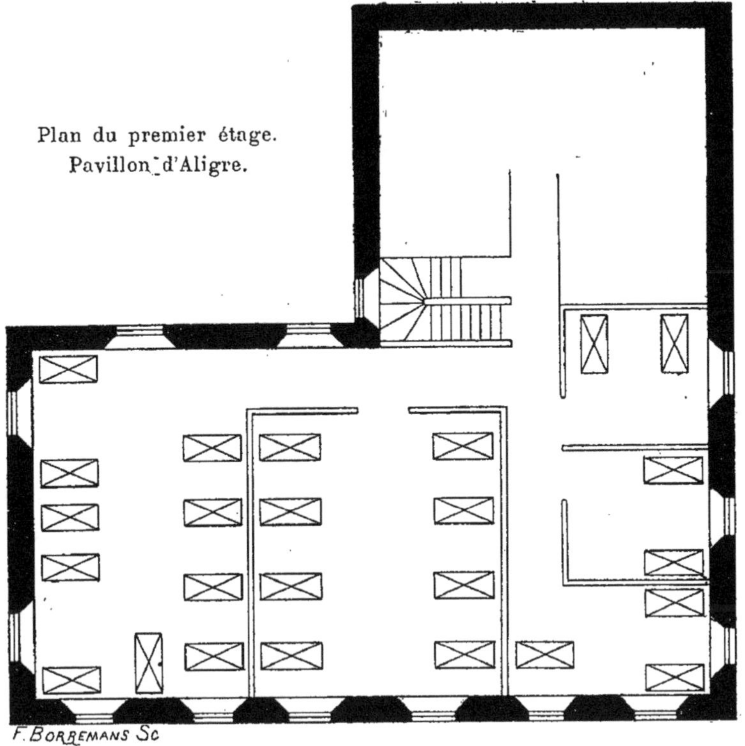

Plan du premier étage.
Pavillon d'Aligre.

Toutes ces pièces sont complètement indépendantes les unes des autres et donnent toutes accès sur un couloir commun.

Mais en même temps qu'on isolait complètement les rougeoles compliquées de bronchopneumonie, on recevait aussi les rougeoles associées à la scarlatine et à la diphtérie. Malgré cette adjonction de deux facteurs nouveaux venant augmenter le pour cent de la mortalité, les chiffres diminuèrent et voici les résultats obtenus jusqu'en 1894 :

Année.	Cas.	Décès.	P. 100.	Année.	Cas.	Décès.	P. 100.
1890.	472	154	32,6	1893.	397	102	25,6
1891.	262	75	28,6	1894.	562	145	25,8
1892.	575	153	26,6				

Nous voyons donc le chiffre de la mortalité diminuer d'une façon très sensible d'année en année, et en 1893 il tombe à 25,6 p. 100, résultat brillant si on le compare aux chiffres de 32,6 et 28,6 p. 100 des années 1890 et 1891. Ces succès s'expliquent encore par les nouvelles améliorations apportées en 1892. En effet vers le milieu de cette année fut construit dans le jardin de l'hôpital Trousseau un pavillon destiné à recevoir tous les cas douteux; de plus un service de triage était installé à la porte de la consultation et tous les cas de maladies contagieuses étaient directement envoyés dans leurs pavillons respectifs sans stationner dans la salle d'attente de la consultation.

Quant au service général, chaque chef était chargé à tour de rôle pendant trois mois de chacun des différents pavillons de contagion.

En 1894, ce roulement fut modifié, et il fut décidé que chaque chef de service aurait, pour la durée d'un an, la charge de chacun de ces pavillons.

Cet arrêté fut mis en vigueur en 1895, et notre Maître, M. le Dr Comby, eut la charge du pavillon de la rougeole.

Voici, pour cette année-là, les mesures prophylactiques

et hygiéniques prises par notre Maître, et le traitement prescrit aux différents malades.

A son arrivée au pavillon, tout enfant était d'abord plongé dans un bain antiseptique, les cheveux coupés ras, et les yeux, les oreilles et la bouche soigneusement nettoyés. Si l'enfant présentait une écorchure, une plaie quelconque, où s'il était atteint d'une affection cutanée; impétigo, eczéma, etc., un pansement occlusif, après lavage antiseptique, était immédiatement appliqué.

Tous les jours la bouche, attentivement surveillée, était largement lavée à l'eau boriquée; de grandes pulvérisations antiseptiques (acide borique, eucalyptol) étaient faites deux fois par jour à l'aide du pulvérisateur à vapeur du Dr Lucas-Championnière; de la sorte, les yeux, le nez, la bouche et même les oreilles recevaient les bienfaits de la vapeur antiseptique. Dès qu'apparaissaient les premiers symptômes d'une stomatite, ces pulvérisations étaient répétées plusieurs fois dans la journée et les ulcérations étaient touchées avec un pinceau trempé dans une solution de permanganate de potasse aux deux millièmes.

Les yeux et les oreilles n'étaient pas l'objet de soins moins attentifs, et dans le cas où apparaissait la moindre trace d'inflammation un traitement énergique était appliqué.

Les yeux étaient lavés deux fois par jour à l'eau boriquée, si l'enfant présentait de la conjonctivite un pansement au précipité jaune (après lavage) était aussitôt appliqué. Dans les cas de conjonctivite purulente, et on n'en a constaté que deux cas durant l'année 1895, les conjonctives palpébrales étaient cautérisées au nitrate d'argent à 2 p. 100,

Les oreilles étaient l'objet des mêmes soins antiseptiques que les yeux et dès qu'il survenait de l'otite, avec écoulement abondant et fétide, le conduit auditif externe était largement irrigué à l'eau boriquée puis pansé à la poudre de salol.

Le nez n'était point l'objet de soins spéciaux, les irrigations nasales étant redoutées à cause du coryza traumatique, mais dans les cas où il présentait un catarrhe trop abondant ou une rhinite purulente, où des croûtes épaisses obstruaient l'entrée des narines, on y introduisait quelques gouttes d'huile ou de vaseline mentholée.

Chez les petites filles, les organes génitaux étaient l'objet d'une surveillance spéciale, et la vulve était soigneusement lavée chaque jour. Toutes les fois où il se présentait des cas de vulvite, soit que les fillettes fussent infectées avant leur entrée à l'hôpital, soit qu'elles y aient contracté l'affection pendant leur séjour, elles étaient traitées par des lavages au permanganate de potasse au 1/5000.

De plus tous ces cas d'infection étaient autant que possible placés dans des lits voisins de façon que l'infirmière pût faire successivement la toilette de ces enfants sans s'exposer à toucher aux enfants non infectés.

Toutes ces rougeoles étaient soigneusement observées et dès qu'apparaissait une élévation de température, une légère dyspnée indiquant une bronchopneumonie, l'enfant était immédiatement isolé.

Enfin, et c'est sur quoi notre Maître insistait spécialement dès qu'un petit rougeoleux était guéri, qu'il n'avait plus d'éruption, plus de fièvre, plus de bronchite, il était rendu à sa famille avec d'autant plus d'empressement qu'il était plus jeune. Cette mesure a évité un plus grand nombre de cas compliqués, nous en avons pour preuve ce fait que dans certains cas, où les parents ont tardé à venir chercher leur enfant guéri, on a vu bientôt s'élever la température, apparaître les premiers signes d'une bronchopneumonie et même dans certains cas la mort survenir.

Elèves et infirmières étaient astreints à revêtir un sarreau de toile blanche avant de pénétrer dans les salles; de plus, ils devaient se laver soigneusement les mains dans une solution de sublimé ou d'eau phéniquée après avoir touché chaque malade. Les soins devaient toujours être donnés en dernier lieu aux cas compliqués.

L'antisepsie des chambres n'était pas faite avec moins de soins, tous les matins le sol était lavé à grande eau dans les chambres du rez-de-chaussée et les murs nettoyés à l'aide d'un linge trempé dans des solutions antiseptiques.

Dans les chambres d'isolement, une désinfection soigneuse était pratiquée après la sortie de chaque malade, les différentes salles étaient largement et fréquemment aérées; de plus, dès que le temps et la santé des malades le permettaient, on sortait tous les convalescents sur une petite pelouse située vis-à-vis de l'entrée principale du pavillon.

Telles ont été les mesures prophylactiques et hygiéniques mises en pratique à l'hôpital Trousseau en 1895.

La thérapeutique s'est réduite, à peu de chose : diète lactée et potion de Todd pendant la période fébrile. L'antipyrine fut aussi prescrite durant cette période et parut donner quelques résultats, comme le prouve la thèse de notre ami le Dr Leprévost (1); dans quelques cas compliqués de bronchopneumonie, quelques tentatives d'injections de sérum antistreptococcique de Marmoreck furent faites; le tubage fut pratiqué dans plusieurs cas d'asphyxie par laryngite striduleuse; nous reviendrons plus loin sur ces différents cas.

Voici les résultats qui furent obtenus en 1895.

Sur 715 enfants traités au pavillon de la rougeole du 1er janvier au 31 décembre 1895, 103 sont morts.

MORTALITÉ 14,42 P. 100.

Les tableaux qui suivent indiquent la répartition de ces cas au point de vue du sexe, des mois, de l'âge et des complications.

---

(1) LEPRÉVOST. — *De l'antipyrine dans la rougeole* (th. Paris, décembre 1895).

JANVIER 1895

GARÇONS

AGE	ROUGEOLE SIMPLE	DÉCÈS	ROUGEOLE BRONCHO-PNEUMONIE	DÉCÈS	ROUGEOLE COQUELUCHE	DÉCÈS	ROUGEOLE SCARLATINE	DÉCÈS	ROUGEOLE DIPHTÉRIE	DÉCÈS	ASSOCIATIONS MORBIDES	DÉCÈS	ERREURS DE DIAGNOSTIC	DÉCÈS	OTITES	CONJONCTIVITES	TOTAL Malades.	TOTAL Décès.
0 à 1																		
1 à 2																		
2 à 5	3																3	
au-dessus de 5																		
TOTAL.	3																3	

FÉVRIER

AGE	ROUGEOLE SIMPLE	DÉCÈS	ROUGEOLE BRONCHO-PNEUMONIE	DÉCÈS	ROUGEOLE COQUELUCHE	DÉCÈS	ROUGEOLE SCARLATINE	DÉCÈS	ROUGEOLE DIPHTÉRIE	DÉCÈS	ASSOCIATIONS MORBIDES	DÉCÈS	ERREURS DE DIAGNOSTIC	DÉCÈS	OTITES	CONJONCTIVITES	TOTAL Malades.	TOTAL Décès.
0 à 1																		
1 à 2			3	3													3	3
2 à 5	5																5	
au-dessus de 5	3																3	
TOTAL.	8		3	3													11	3

MARS

AGE	ROUGEOLE SIMPLE	DÉCÈS	ROUGEOLE BRONCHO-PNEUMONIE	DÉCÈS	ROUGEOLE COQUELUCHE	DÉCÈS	ROUGEOLE SCARLATINE	DÉCÈS	ROUGEOLE DIPHTÉRIE	DÉCÈS	ASSOCIATIONS MORBIDES	DÉCÈS	ERREURS DE DIAGNOSTIC	DÉCÈS	OTITES	CONJONCTIVITES	TOTAL Malades.	TOTAL Décès.
0 à 1			1	1													1	1
1 à 2	2		1	1			1										4	1
2 à 5	2		1	1			1										4	1
au-dessus de 5	3		1														4	
TOTAL.	7		4	3			2										13	3

JANVIER 1895

1er Trimestre.

FILLES

AGE	ROUGEOLE SIMPLE	DÉCÈS	ROUGEOLE BRONCHO-PNEUMONIE	DÉCÈS	ROUGEOLE COQUELUCHE	DÉCÈS	ROUGEOLE SCARLATINE	DÉCÈS	ROUGEOLE DIPHTÉRIE	DÉCÈS	ASSOCIATIONS MORBIDES	DÉCÈS	ERREURS DE DIAGNOSTIC	DÉCÈS	OTITES	CONJONCTIVITES	VULVITES	TOTAL Malades.	TOTAL Décès.
0 à 1																			
1 à 2																			
2 à 5	3		1				1										1	5	
au-dessus de 5																			
TOTAL.	3		1				1										1	5	

FÉVRIER

AGE	ROUGEOLE SIMPLE	DÉCÈS	ROUGEOLE BRONCHO-PNEUMONIE	DÉCÈS	ROUGEOLE COQUELUCHE	DÉCÈS	ROUGEOLE SCARLATINE	DÉCÈS	ROUGEOLE DIPHTÉRIE	DÉCÈS	ASSOCIATIONS MORBIDES	DÉCÈS	ERREURS DE DIAGNOSTIC	DÉCÈS	OTITES	CONJONCTIVITES	VULVITES	TOTAL Malades.	TOTAL Décès.
0 à 1	1										2	1						3	1
1 à 2	2																	2	
2 à 5	4																	4	
au-dessus de 5																			
TOTAL.	7										2	1						9	1

MARS

AGE	ROUGEOLE SIMPLE	DÉCÈS	ROUGEOLE BRONCHO-PNEUMONIE	DÉCÈS	ROUGEOLE COQUELUCHE	DÉCÈS	ROUGEOLE SCARLATINE	DÉCÈS	ROUGEOLE DIPHTÉRIE	DÉCÈS	ASSOCIATIONS MORBIDES	DÉCÈS	ERREURS DE DIAGNOSTIC	DÉCÈS	OTITES	CONJONCTIVITES	VULVITES	TOTAL Malades.	TOTAL Décès.
0 à 1	1												1	1				2	1
1 à 2			1	1	1													2	1
2 à 5	6				2													8	
au-dessus de 5	8																	8	
TOTAL.	15		1	1	3								1	1				20	2

AVRIL 1895

GARÇONS

AGE	ROUGEOLE SIMPLE	DÉCÈS	ROUGEOLE BRONCHO-PNEUMONIE	DÉCÈS	ROUGEOLE COQUELUCHE	DÉCÈS	ROUGEOLE SCARLATINE	DÉCÈS	ROUGEOLE DIPHTÉRIE	DÉCÈS	ASSOCIATIONS MORBIDES	DÉCÈS	ERREURS DE DIAGNOSTIC	DÉCÈS	OTITES	CONJONCTIVITES	TOTAL Malades.	TOTAL Décès.
0 à 1			2	2													2	2
1 à 2	1						1										2	
2 à 5	5						2										7	
au-dessus de 5	7	1															7	1
TOTAL.	13	1	2	2			3										18	3

MAI

AGE	ROUGEOLE SIMPLE	DÉCÈS	ROUGEOLE BRONCHO-PNEUMONIE	DÉCÈS	ROUGEOLE COQUELUCHE	DÉCÈS	ROUGEOLE SCARLATINE	DÉCÈS	ROUGEOLE DIPHTÉRIE	DÉCÈS	ASSOCIATIONS MORBIDES	DÉCÈS	ERREURS DE DIAGNOSTIC	DÉCÈS	OTITES	CONJONCTIVITES	TOTAL Malades.	TOTAL Décès.
0 à 1																		
1 à 2	2		2	2	1	1							1				6	3
2 à 5	13		3	2	1				1				1		1		19	2
au-dessus de 5	8		1		1										1	2	10	
TOTAL.	23		6	4	3	1			1				2		2	2	35	5

JUIN

AGE	ROUGEOLE SIMPLE	DÉCÈS	ROUGEOLE BRONCHO-PNEUMONIE	DÉCÈS	ROUGEOLE COQUELUCHE	DÉCÈS	ROUGEOLE SCARLATINE	DÉCÈS	ROUGEOLE DIPHTÉRIE	DÉCÈS	ASSOCIATIONS MORBIDES	DÉCÈS	ERREURS DE DIAGNOSTIC	DÉCÈS	OTITES	CONJONCTIVITES	TOTAL Malades.	TOTAL Décès.
0 à 1	3		1	1													4	1
1 à 2	3		5	5	2								1				11	5
2 à 5	2	1	1	1	1				1				1		2		26	2
au-dessus de 5	7		1	1							1						9	1
TOTAL.	35	1	8	8	3				1		1		2		2		50	9

AVRIL 1895

2e Trimestre.

FILLES

AGE	ROUGEOLE SIMPLE	DÉCÈS	ROUGEOLE BRONCHO-PNEUMONIE	DÉCÈS	ROUGEOLE COQUELUCHE	DÉCÈS	ROUGEOLE SCARLATINE	DÉCÈS	ROUGEOLE DIPHTÉRIE	DÉCÈS	ASSOCIATIONS MORBIDES	DÉCÈS	ERREURS DE DIAGNOSTIC	DÉCÈS	OTITES	CONJONCTIVITES	VULVITES	TOTAL Malades.	TOTAL Décès.
0 à 1																			
1 à 2	5		1	1			1	1	1									8	2
2 à 5	8	1			2	1											1	10	2
au-dessus de 5	9	1																9	1
TOTAL.	22	2	1	1	2	1	1	1	1								1	27	5

MAI

AGE	ROUGEOLE SIMPLE	DÉCÈS	ROUGEOLE BRONCHO-PNEUMONIE	DÉCÈS	ROUGEOLE COQUELUCHE	DÉCÈS	ROUGEOLE SCARLATINE	DÉCÈS	ROUGEOLE DIPHTÉRIE	DÉCÈS	ASSOCIATIONS MORBIDES	DÉCÈS	ERREURS DE DIAGNOSTIC	DÉCÈS	OTITES	CONJONCTIVITES	VULVITES	TOTAL Malades.	TOTAL Décès.
0 à 1	1																	1	
1 à 2	1		3	3	1												1	5	3
2 à 5	13		3	2	1				1	1					1	1	5	18	3
au-dessus de 5	6				1		1										2	8	
TOTAL.	21		6	5	3		1		1	1					1	1	8	32	6

JUIN

AGE	ROUGEOLE SIMPLE	DÉCÈS	ROUGEOLE BRONCHO-PNEUMONIE	DÉCÈS	ROUGEOLE COQUELUCHE	DÉCÈS	ROUGEOLE SCARLATINE	DÉCÈS	ROUGEOLE DIPHTÉRIE	DÉCÈS	ASSOCIATIONS MORBIDES	DÉCÈS	ERREURS DE DIAGNOSTIC	DÉCÈS	OTITES	CONJONCTIVITES	VULVITES	TOTAL Malades.	TOTAL Décès.
0 à 1	3		1	1									1			1		5	1
1 à 2	4		4	3	1	1									1		2	9	4
2 à 5	18		1	1	1	1									1	1	2	20	2
au-dessus de 5	8						1						2		2	1	2	11	
TOTAL.	33		6	5	2	2	1						3		4	3	6	45	7

JUILLET 1895

GARÇONS

AGE	ROUGEOLE SIMPLE	DÉCÈS	ROUGEOLE BRONCHO-PNEUMONIE	DÉCÈS	ROUGEOLE COQUELUCHE	DÉCÈS	ROUGEOLE SCARLATINE	DÉCÈS	ROUGEOLE DIPHTÉRIE	DÉCÈS	ASSOCIATIONS MORBIDES	DÉCÈS	ERREURS DE DIAGNOSTIC	DÉCÈS	OTITES	CONJONCTIVITES	TOTAL Malades.	TOTAL Décès.
0 à 1	2		2	2													4	2
1 à 2	12		8	7											1		20	7
2 à 5	30	1	1	1			1								1	1	32	2
au-dessus de 5	14										1						15	
TOTAL .	58	1	11	10			1				1				2	1	71	11
AOUT																		
0 à 1	2				1	1											3	1
1 à 2	15		2	2			1	1			1				1	1	19	3
2 à 5	18				2	1							1			3	21	1
au-dessus de 5	11																11	
TOTAL .	46		2	2	3	2	1	1			1		1		1	4	54	5
SEPTEMBRE																		
0 à 1	1		1	1													2	1
1 à 2	5		1	1	1	1											7	2
2 à 5	4						1	1			1	1			3		6	2
au-dessus de 5	3																3	
TOTAL .	13		2	2	1	1	1	1			1	1			3		18	5

JUILLET 1895

FILLES

AGE	ROUGEOLE SIMPLE	DÉCÈS	ROUGEOLE BRONCHO-PNEUMONIE	DÉCÈS	ROUGEOLE COQUELUCHE	DÉCÈS	ROUGEOLE SCARLATINE	DÉCÈS	ROUGEOLE DIPHTÉRIE	DÉCÈS	ASSOCIATIONS MORBIDES	DÉCÈS	ERREURS DE DIAGNOSTIC	DÉCÈS	OTITES	CONJONCTIVITES	VULVITES	TOTAL Malades.	TOTAL Décès.
0 à 1	2		1	1														3	1
1 à 2	10		3	3					1				2				1	16	3
2 à 5	20	2	2	2	1	1	1	1								2		24	6
au-dessus de 5	10												1					11	
TOTAL .	42	2	6	6	1	1	1	1	1				3			2	1	54	10
AOUT																			
0 à 1	1		2	2														3	2
1 à 2	6		3	3														9	3
2 à 5	9		3	1											1		2	12	1
au-dessus de 5	6		1	1			1											8	1
TOTAL .	22		9	7			1								1		2	32	7
SEPTEMBRE																			
0 à 1	2		1	1													1	3	1
1 à 2	6	1	2	2														8	3
2 à 5	8		1								1	1	1				2	11	1
au-dessus de 5	1																	1	
TOTAL .	17	1	4	3							1	1	1				3	23	5

OCTOBRE 1895

GARÇONS

AGE	ROUGEOLE SIMPLE	DÉCÈS	ROUGEOLE BRONCHO-PNEUMONIE	DÉCÈS	ROUGEOLE COQUELUCHE	DÉCÈS	ROUGEOLE SCARLATINE	DÉCÈS	ROUGEOLE DIPHTÉRIE	DÉCÈS	ASSOCIATIONS MORBIDES	DÉCÈS	ERREURS DE DIAGNOSTIC	DÉCÈS	OTITES	CONJONCTIVITES	TOTAL Malades.	TOTAL Décès.
0 à 5			1														1	
1 à 2	1	1									1	1					2	2
2 à 5	8														1		8	
au-dessus de 5	4								1								5	
TOTAL .	13	1	1						1		1	1			1		16	2
NOVEMBRE																		
0 à 1			1		1												2	
1 à 2	4		2	1													6	1
2 à 5	17				1	1			3		1				1		22	1
au-dessus de 5	4		1	1					1		1	1					7	2
TOTAL .	25		4	2	2	1			4		2	1			1		37	4
DÉCEMBRE																		
0 à 1			1	1													1	1
1 à 2	13	1	3	2													16	3
2 à 5	19		2	2													21	2
au-dessus de 5	4								1								5	
TOTAL .	36	1	6	5					1								43	6

OCTOBRE 1895

FILLES

AGE	ROUGEOLE SIMPLE	DÉCÈS	ROUGEOLE BRONCHO-PNEUMONIE	DÉCÈS	ROUGEOLE COQUELUCHE	DÉCÈS	ROUGEOLE SCARLATINE	DÉCÈS	ROUGEOLE DIPHTÉRIE	DÉCÈS	ASSOCIATIONS MORBIDES	DÉCÈS	ERREURS DE DIAGNOSTIC	DÉCÈS	OTITES	CONJONCTIVITES	VULVITES	TOTAL Malades.	TOTAL Décès.
0 à 1	1																	1	
1 à 2	1		1	1			1	1					1					4	2
2 à 5	2																	2	
au-dessus de 5	2																	2	
TOTAL .	6		1	1			1	1					1					9	2
NOVEMBRE																			
0 à 1																			
1 à 2	3																	3	
2 à 5	10						1		2	1	2	1			1		2	15	2
au-dessus de 5	17								2							1	1	19	
TOTAL .	30						1		4	1	2	1			1	1	3	37	2
DÉCEMBRE																			
0 à 1			1															1	
1 à 2	13												1					14	
2 à 5	27		1												1	2	1	28	
au-dessus de 5	10																	19	
TOTAL .	50		2										1		1	2	1	53	

ANNÉE 1895

STATISTIQUE SUIVANT L'AGE, LE SEXE ET LES COMPLICATIONS

AGE		ROUGEOLE simple.	DÉCÈS	ROUGEOLE broncho-pneumonie.	DÉCÈS	ROUGEOLE coqueluche.	DÉCÈS	ROUGEOLE scarlatine.	DÉCÈS	ROUGEOLE diphtérie.	DÉCÈS	ASSOCIATIONS morbides.	DÉCÈS	ERREURS de diagnostic.	DÉCÈS	OTITES	CONJONCTIVITES	VULVITES	TOTAL MALADES	TOTAL DÉCÈS
0 à 1	Garçons.	8		10	8	2	1									2			20	9
	Filles. .	12		6	5							2	1	2	1		1	1	22	7
1 à 2	Garçons.	58	2	27	24	4	2	3	1			2	1	2		2	1		96	30
	Filles. .	51	1	18	17	3	1	2	2	2				4		1		4	80	21
2 à 5	Garçons.	146	2	8	7	5	2	5	1	5		2	1	3		9	5		174	13
	Filles. .	128	3	12	6	7	3	3	1	3	2	3	2	1		5	6	13	157	17
Au-dessus de 5	Garçons.	68	1	4	2	1				3		3	1			1	2		79	4
	Filles. .	77	1	1	1	1		3		2				3		1	2	5	87	2
Total Garçons. . .		280	5	49	41	12	5	8	2	8		7	3	5		14	8		369	56
Total Filles. . . .		268	5	37	29	11	4	8	3	7	2	5	3	10		7	9	25	346	47
TOTAL.		548	20	86	70	23	9	16	5	15	2	12	6	15	1	21	17	25	715	103

STATISTIQUE SUIVANT LES MOIS ET LES COMPLICATIONS

MOIS	ROUGEOLE simple. Cas.	Décès.	P. 100.	ROUGEOLE broncho-pneumonie. Cas.	Décès.	P. 100.	ROUGEOLE coqueluche. Cas.	Décès.	P. 100.	ROUGEOLE scarlatine. Cas.	Décès.	P. 100.	ROUGEOLE diphtérie. Cas.	Décès.	P. 100.	ASSOCIATIONS morbides. Cas.	Décès.	P. 100.	ERREURS de diagnostic. Cas.	Décès.	P. 100.
Janvier. . . .	6			1						1											
Février. . . .	15			3	3	100										2	1	50			
Mars.	22			5	4	80	3			2									1	1	100
Avril.	35	3	8,57	3	3	100	2	1	50	4	1	25	1								
Mai.	44			12	9	75	6	1	16,66	1			2	1	50				2		
Juin	68	1	1,47	14	13	92,85	5	2	40	1			1			1			5		
Juillet	100	3	3	17	16	94,11	1	1	100	2	1	50	1			1			3		
Août	68			11	9	80,81	3	2	66,66	2	1	50				1			1		
Septembre . .	30	1	3,33	6	5	83,33	1	1	100	1	1	100				2	2	100	1		
Octobre. . . .	19	1	5,26	2	1	50				1	1	100	1			1	1	100	1		
Novembre. . .	55			4	2	50	2	1	50	1			8	1	12,50	4	2	50			
Décembre. . .	86	1	1,16	8	5	62,5							1						1		
	548	10	1,82	86	70	81,39	23	9	39,13	16	5	31,25	15	2	13,33	12	6	50	15	1	6,66

		MALADES		DÉCÈS		POURCENTAGE	
Janvier. . .	Garçons. . . .	3	8				
	Filles. . . .	5					
Février. . .	Garçons. . . .	11	20	3	4	27,27	20
	Filles. . . .	9		1		11,11	
Mars. . . .	Garçons. . . .	13	33	3	5	23,07	15,15
	Filles. . . .	20		2		10	
Avril. . . .	Garçons. . . .	18	45	3	8	16,66	17,11
	Filles. . . .	27		5		18,50	
Mai.	Garçons. . . .	35	67	5	11	14,28	16,41
	Filles. . . .	32		6		18,75	
Juin. . . .	Garçons. . . .	60	95	9	16	18	16,24
	Filles. . . .	45		7		15,55	
Juillet. . .	Garçons. . . .	71	125	11	21	15,49	16,80
	Filles. . . .	54		10		18,51	
Août	Garçons. . . .	54	86	5	12	9,25	13,95
	Filles. . . .	32		7		21,87	
Septembre. .	Garçons. . . .	18	41	5	10	27,77	24,39
	Filles. . . .	23		5		21,73	
Octobre. . .	Garçons. . . .	16	25	2	4	12,50	16
	Filles. . . .	9		2		22,22	
Novembre. .	Garçons. . . .	37	74	4	6	10,81	8,10
	Filles. . . .	37		2		5,40	
Décembre. .	Garçons. . . .	43	96	6	6	13,95	6,25
	Filles. . . .	53		»			
L'Année. . .	Garçons. . . .	369	715	56	103	15,34	14,42
	Filles. . . .	346		47		13,74	

ANNÉE 1895

STATISTIQUE D'APRÈS LES MOIS ET L'AGE

	0 A 1 AN			1 A 2 ANS			2 A 5 ANS			AU-DESSUS DE 5 ANS			TOTAL		
	Cas.	Décès.	P. 100.	Cas.	Décès.	P. 100.	Cas.	Décès.	P. 100	Cas.	Décès.	P. 100.	Cas.	Décès.	P. 100.
Janvier.	»	»	»	»	»	»	8	»	»	»	»	»	8	»	»
Février.	3	1	33,33	5	3	60	9	»	»	3	»	»	20	4	20
Mars	3	2	66,66	6	2	33,33	12	1	8,33	12	»	»	33	5	15,15
Avril.	2	2	100	10	2	20	17	2	11,77	16	2	12,50	45	8	17,77
Mai	1	»	»	11	6	54,54	37	5	13,51	18	»	»	67	11	16,41
Juin	9	2	20,22	20	9	45	46	4	8,69	20	1	5	95	16	16,84
Juillet	7	3	42,85	36	10	27,77	56	8	14,28	26	»	»	125	21	16,80
Août	6	3	50	28	6	21,52	33	2	6,06	19	1	5,26	86	12	13,95
Septembre	5	2	40	15	5	33,33	17	3	17,64	4	»	»	41	10	24,38
Octobre	2	»	»	6	4	66.66	10	»	»	7	»	»	25	4	16
Novembre	2	»	»	9	1	11,11	37	3	8,10	26	2	7,69	74	6	8,10
Décembre.	2	1	50	30	3	10	49	2	4,08	15	»	»	96	6	6,25
	42	16	38,09	176	51	28,46	341	30	8,8	166	6	0,37	715	103	14,42

Des cas intérieurs. — Sept cent quinze enfants atteints de rougeole ont donc été hospitalisés à Trousseau pendant l'année 1895; jamais auparavant ce chiffre n'avait été aussi élevé, et jamais aussi la mortalité n'avait été aussi faible.

Grâce au service de sélection pratiqué à la porte de la consultation et à l'existence d'un pavillon de douteux, le chiffre des cas intérieurs, qui aurait cependant pu être moindre, a été assez peu élevé.

Parmi nos chiffres, nous relevons 108 cas paraissant être intérieurs, puisque les enfants nous étaient envoyés des services de médecine et de chirurgie; mais en remontant à la date de l'entrée de ces malades à l'hôpital, nous arrivons à le diminuer sensiblement.

Sur ces 108 malades, 10 y étaient à leur treizième jour d'hospitalisation quand apparurent les premiers signes de l'infection morbilleuse, 16 y étaient depuis moins de treize jours ; ces cas peuvent donc être comptés comme des cas extérieurs, ce qui réduit à 82 le nombre des enfants ayant été infectés dans les salles de l'hôpital.

Ces cas se répartissent de la façon suivante pour les différents services où ils se sont produits.

	CAS INTÉRIEURS		CAS EXTÉRIEURS — A leur 13e jour d'entrée.		CAS EXTÉRIEURS — A moins de 13 jours de l'entrée.	
Médecine. — Salles :	*Cas.*	*Décès.*	*Cas.*	*Décès.*	*Cas.*	*Décès.*
Barrier (garçons) . .	11	4	3	0	2	0
Blache (filles). . . .	2	0	3	0		
Lugol (garçons). . .	19	8	3	0	2	0
Triboullet (filles). . .	4	0	2	0		
Archambault (garç.) .	1	0	1	0		
Bouvier (filles) . . .	8	2	2	0	2	0

	CAS INTÉRIEURS		CAS EXTÉRIEURS			
			A leur 13e jour d'entrée.		A moins de 13 jours de l'entrée.	
Teigneux. — Salles :	*Cas.*	*Décès.*	*Cas.*	*Décès.*	*Cas.*	*Décès.*
Bazin (garçons) . . .	4	0				
Gillette (filles). . . .	4	0				
Chirurgie. — Salles :						
Denonvilliers (garç.).	6	1	1	0	1	0
Giraldès (filles) . . .	16	2	1	0	3	0
Legendre (garçons) .	2	0				
Valleix (filles). . . .	5	0				

Des rougeoles simples. — Sur les 715 cas traités, 548 ont été des rougeoles simples, et sur ce nombre nous relevons 10 décès.

Age.	Cas.	Décès.	P. 100.
De 0 à 1 an	20	0	0,00
1 à 2 —	109	3	2,75
2 à 5 —	274	5	1,82
5 à 15 —	137	2	1,46

Ces décès ne sont pas dus à la rougeole elle-même ; c'est un fait avéré aujourd'hui qu'une rougeole évoluant normalement chez un enfant sain est excessivement bénigne; on décrit bien il est vrai des rougeoles à forme hyperthermique et ataxo-adynamique dans lesquelles les enfants présentent dès le début une dyspnée extrême avec suffocation et asystolie sans symptômes pulmonaires et meurent en trois ou quatre jours comme intoxiqués par le poison morbilleux; mais dans ces cas l'autopsie révélant des lésions de congestion pulmonaire ou de catarrhe suffocant, nous avons rangé les quelques cas de ce genre qui se sont présentés durant l'année 1895 à l'hôpital Trousseau dans la classe des rougeoles compliquées de bronchopneumonie, nous devons donc attribuer à d'autres causes les décès que nous avons relevés plus haut. Parmi les 548 rougeoles simples reçues au pavillon d'Aligre, plusieurs venaient des services de l'hôpital où ces enfants étaient soignés pour d'autres maladies ; aussi nous arrivaient-ils le plus souvent dans un état de santé déplorable, et parmi les 10 décès survenus nous trouvons 3 enfants âgés de un à deux ans : l'un envoyé de la salle Barrier, rachitique et atteint de diarrhée verte ; un autre également atteint de diarrhée verte venait de la salle Lugol ; le troisième, qui venait du dehors, élevé au biberon, était atrepsique.

Sur 5 décès survenus chez des enfants de deux à cinq ans, l'un est dû au mauvais état général du malade qui séjournait au pavillon des douteux depuis plus d'un mois. Un autre enfant âgé de quatre ans, venant de la salle Barrier, atteint d'un mal de Pott et d'un spina ventosa, présentait également une parésie des membres inférieurs; enfin trois autres âgés d'un peu plus de deux ans venaient des salles Barrier, Denonvilliers et Lugol. Au-dessus de cinq ans nous relevons 2 décès, dont l'un survenu chez une fillette de six ans provenant de l'asile Fessard.

Des rougeoles compliquées de bronchopneumonie. — Mais si la rougeole est bénigne lorsqu'elle évolue normalement, si dans ce cas le nombre des décès est peu élevé, il n'en est pas de même lorsqu'une complication quelconque vient augmenter la force de l'infection en diminuant la résistance du malade ; les chiffres que nous publions en sont une preuve suffisante ; et parmi ces complications la bronchopneumonie se trouve en tête avec une très grande avance. On compte les malades qui en réchappent : 85 bronchopneumonies et 70 décès, tel est l'effrayant résultat que nous donne notre statistique de 1895, soit une proportion de 81,39 p. 100. C'est dans ces cas que les jeunes enfants payent un large tribut à la mort. Bartels (1) ne donnait-il pas comme chiffre 100 p. 100 de mortalité pour les enfants au-dessous de deux ans ? Nos chiffres sont un peu moins sombres.

Age.	Cas.	Décès.	P. 100.
De 0 à 1 an. . . .	16	13	81,25
1 à 2 — . . .	45	41	91,11
2 à 5 — . . .	20	13	65
5 à 15 — . . .	15	3	60

Ici encore nous pouvons attribuer la mort de plusieurs de nos malades à leur mauvais état général qui ne permettait pas de lutter contre l'infection bronchique ; un certain nombre d'entre eux présentaient en effet déjà du catarrhe des bronches ou étaient issus de parents bacillaires et portaient en eux le germe de l'affection.

La balnéation froide avec les potions stimulantes et les révulsifs a rendu de grands services dans le traitement de ces complications.

Enfin comme l'agent dominant de ces infections secon-

---

(1) BARTELS. — *Sur une épidémie de rougeole à Kiel en* 1860 (Virchow's Archiv, 1860, vol. XXI).

daires est le plus souvent le streptocoque, le sérum antistreptococcique du Dr Marmoreck fut employé en injection dans 5 cas.

Le premier malade injecté, âgé d'un an, toussant depuis longtemps, présentait au début de l'application du traitement un foyer très net de bronchopneumonie à la base gauche; le poumon droit présentait aussi à la base quelques râles humides, l'état général très mauvais, l'enfant semblait devoir succomber. Il reçut les 17, 18, 24, 25 et 26 octobre 5 injections de sérum antistreptococcique de 5 centimètres cubes chacune. Du 17 au 21, l'état resta stationnaire. A partir du 21 la fièvre diminua, à partir du 30 les signes stéthoscopiques s'atténuèrent et l'enfant sortait guéri le 12 novembre.

Ce traitement paraissait être un succès ; mais dans les 4 autres cas injectés, 2 des malades succombèrent; il était donc impossible d'après ces faits de juger de la valeur thérapeutique du sérum. Nous savons que depuis ce traitement a été abandonné à cause des nombreux insuccès qu'il donnait.

Des rougeoles compliquées de coqueluche. — La coqueluche vient après la bronchopneumonie comme complication grave de la rougeole, puis viennent la scarlatine et la diphtérie. Constatons cependant ici que ces complications sont plutôt des affections surajoutées, que par conséquent il serait plus rationnel de compter les décès dus à ces cas qui nous étaient presque tous envoyés du pavillon des coqueluches, des scarlatines ou des diphtéries, dans les statistiques de ces différents services. Néanmoins pour nous conformer aux usages, nous les compterons dans notre statistique tout en insistant sur la remarque précédente.

Des 23 cas de rougeole associée à la coqueluche et traités dans les chambres d'isolement du pavillon d'Aligre, 10 ont succombé, soit une proportion de 43,47 p. 100 de décès.

Age.	Cas.	Décès.	P. 100.
De 0 à 1 an. . . .	2	1	50
1 à 2 — . . .	7	4	57,14
2 à 5 — . . .	12	5	41,66
5 à 15 — . . .	2	0	0

Si nous comparons ces chiffres aux chiffres correspondants des cas et des décès de rougeole avec bronchopneumonie, nous voyons que la proportion est sensiblement égale ; cette analogie s'explique assez aisément, tous les décès dans la rougeole coqueluche étant dus aux complications bronchopulmonaires.

Des rougeoles avec scarlatine. — Seize de ces cas ont été traités, 14 venant du pavillon de la scarlatine, 2 venant du dehors, 5 ont succombé, soit 31,25 p. 100 de décès.

Age.	Cas.	Décès.	P. 100.
De 0 à 1 an. . . .	0	0	0
1 à 2 — . . .	5	3	60
2 à 5 — . . .	8	2	25
5 à 15 — . . .	3	0	0

Des 5 décès, 2, survenant chez des enfants de deux à cinq ans sont dus à la gravité de la scarlatine, les 3 autres sont dus à des complications bronchopulmonaires.

Des rougeoles avec diphtérie. — Sur 15 enfants venus du pavillon Bretonneau, avec diphtérie compliquée de rougeole, nous n'avons enregistré que 2 décès, soit une proportion très faible de 13,33 p. 100. Devons-nous voir dans ces heureux résultats le hasard d'une série heureuse ou des guérisons dues à la sérumthérapie antidiphtérique ? Les statistiques du passé et même les statistiques du présent sont si éloignées de ce résultat que nous n'osons pas conclure ! Ajoutons seulement que sur ces enfants, 2 étaient âgés de moins de deux ans, 8 dont 2 succombèrent avaient de deux à cinq ans, 5 enfin avaient plus de cinq ans.

Parmi ces malades, 2 présentèrent des accidents laryngés tels qu'ils durent être tubés. L'un d'eux, entré au pavillon le 3 décembre, fut pris le 5 d'une dyspnée intense avec tirage sus et sous-sternal, l'interne du service, M. Bayeux, aussitôt appelé, s'empressa d'introduire le tube court dans le larynx de l'enfant, le tirage cessa aussitôt et la respiration reprit son rythme normal ; l'enfant fut détubé le 8 décembre, le 9 il avait complètement recouvré l'usage de sa voix et il sortait guéri le 15 décembre. Le second cas de rougeole avec diphtérie pour lequel fut pratiquée l'opération du tubage succomba, mais ici, la mort fut causée par les nombreuses complications que présentait l'enfant ; il était en effet profondément infecté et, en plus de sa rougeole diphtérie, avait de la bronchopneumonie et une otite double avec conjonctivite purulente.

Dans 3 cas de faux croup avec menace d'asphyxie le tubage fut aussi pratiqué avec succès, dans un cas seulement l'enfant eut de la difficulté à se désaccoutumer de son tube et dut être détubé puis retubé plusieurs fois.

De quelques associations morbides. — A côté des rougeoles accompagnées d'une affection surajoutée, nous avons fait un paragraphe spécial pour certains cas dans lesquels la rougeole était accompagnée à la fois de plusieurs autres affections.

Nous avons pu réunir 12 de ces cas avec 5 décès.

Age.	Cas.	Décès.
De 0 à 1 an	2	1
1 à 2 —	2	1
2 à 5 —	5	3
5 à 15 —	3	0

Trois de ces cas envoyés de la diphtérie présentaient des érythèmes scarlatiniformes avec otite fétide.

Un enfant de quinze mois atrepsique entra avec une nécrose du maxillaire supérieur et succomba au bout de quelques jours. Des angines graves non diphtériques vinrent deux fois compliquer la rougeole ; enfin, dans 6 autres cas, trois fois les oreillons et trois fois la varicelle vinrent se surajouter à l'infection morbilleuse.

De quelques erreurs de diagnostic. — Nous n'insisterions pas sur les quelques cas de ce genre qui se sont produits et qui sont inévitables, étant donnée la difficulté du diagnostic de la rougeole au début et l'encombrement de la consultation à l'hôpital Trousseau, si l'insuffisance des locaux dont on dispose n'obligeait à envoyer ces malades directement au pavillon de la rougeole où ils sont si exposés à contracter la maladie.

Quinze enfants n'étant point atteints de rougeole, mais présentant des éruptions morbilliformes, ont été reçus en 1895 au pavillon d'Aligre ; ce fait, nous l'avons dit, serait de peu d'importance si, parmi ces enfants, certains n'avaient pas pris la rougeole, mais 3 d'entre eux ont été contaminés et un a succombé à l'infection. M. le Dr Comby a rapporté à la Société médicale des hôpitaux, le 26 avril 1895, deux de ces cas.

Dans le premier, il s'agit d'un petit garçon de dix mois, très vigoureux et très bien portant ; il porte sur différentes parties du corps des tâches rouges, il a de la fièvre (39°,5) mais n'a ni catarrhe oculo-nasal ni aucun autre signe d'exanthème.

En présence de ces signes, M. Comby refusa de reconnaître la rougeole, mais néanmoins garda l'enfant. « Il s'agissait là très probablement d'une roséole saisonnière ou d'une rubéole. » Dix-neuf jours après son entrée au pavillon, l'enfant jusque-là très gai, très bien portant, devient triste, sa température s'élève 39°,8, 40° et une éruption typique de rougeole se déclare, la poitrine se remplit de râles et l'enfant succombe à un catarrhe suffocant le vingt-sixième jour de son entrée à l'hôpital.

Dans le second cas, il s'agit d'une petite fille de quatre ans, soignée à la salle Valleix, elle entre le 15 mai au pavillon de la rougeole, bien qu'elle présente quelques petites taches rouges sur le corps, elle n'a ni coryza, ni larmoiement. Elle est gardée une semaine dans la salle commune, puis renvoyée à Valleix, huit jours après elle revient avec une éruption morbilleuse nettement caractérisée. Heureusement elle put guérir sans complication.

Le troisième cas analogue était entré pour une éruption due au sérum antistreptococcique.

Les 12 autres cas qui purent quitter le pavillon sans avoir contracté la rougeole présentaient également des éruptions analogues aux précédentes, et, parmi les diagnostics qui furent faits, nous relevons 4 rubéoles, 3 éruptions dues au sérum antidiphtérique ou antistreptococcique, 1 cas d'oreillons, 1 cas d'urticaire et 3 éruptions mal caractérisées.

Des infections secondaires. — Grâce aux mesures hygiéniques et antiseptiques prises, les infections dues à l'action des différents agents pyogènes ont été très peu nombreuses, et sur nos 715 malades nous relevons 21 otites, 17 conjonctivites dont 2 purulentes, 25 vulvites dont 1 grave avec ulcération et menace de gangrène de la vulve et 5 stomatites diphtéroïdes.

Enfin, avant de terminer ces quelques considérations sur la marche et la gravité de la rougeole à l'hôpital Trousseau, disons qu'au point de vue de la fréquence par rapport aux saisons, elle a été un peu différente de ce qu'elle est ordinairement. C'est un fait reconnu que la rougeole, rare en hiver, est plus fréquente au printemps et en été; or, en 1895, nous voyons, d'après nos tableaux (1), ce qu'elle a été à Trousseau : très faible en

(1) Voir plus haut, p. 39.

janvier : 8 cas ; présentant un maximum en juillet, 121 cas ; elle va en décroissant jusqu'en octobre, 25 cas, époque à partir de laquelle elle subit une recrudescence pour atteindre 74 cas en novembre et 96 en décembre. Cette augmentation est due à une épidémie qui éclata dans le XVe arrondissement et qui, après avoir envahi les salles de l'hôpital des Enfants-Malades, vint encombrer les salles de l'hôpital Trousseau.

DU PRONOSTIC

DE LA ROUGEOLE A L'HOPITAL

Dans l'exposé que nous venons de faire, nous n'avons pas eu l'intention d'établir un parallèle entre l'hospitalisation et les résultats obtenus dans les trois hôpitaux d'enfants de Paris; cette tentative serait d'ailleurs impossible, car les conditions dans lesquelles s'est faite cette hospitalisation n'étant pas la même dans chacun des trois hôpitaux, les statistiques n'ayant pas été relevées par la même personne et dans les mêmes conditions ne peuvent être comparées; nous n'avons eu que l'intention d'en déduire le pronostic de la rougeole à l'hôpital et d'essayer de montrer quelles seraient les meilleures mesures prophylactiques à prendre pour rendre ce pronostic moins sombre.

Ainsi les chiffres que nous venons de publier nous prouvent que si le sexe ne paraît influer en rien sur la marche et la gravité de la rougeole il n'en est point de même pour l'âge.

Au-dessous de deux ans, le pronostic est très grave; nous avons vu qu'aux Enfants-Malades la proportion des décès était de 61,90 p. 100, aux Enfants-Assistés de 51 p. 100 et à l'hôpital Trousseau de 33,3 p. 100 pour les enfants de zéro à un an, et de 29,5 p. 100 pour les enfants de un à deux ans. Cette proportion diminue des trois quarts de deux à cinq ans, des neuf dixièmes au-dessus de cinq ans.

Quelle que soit la statistique que nous consultions, les résultats y sont toujours sensiblement les mêmes et nous trouvons dans la thèse de Belloir (1) rapportés les chiffres suivants donnés par Hecquet (Abbeville) :

De 18 mois à 4 ans	57	p. 100
4 ans à 8 —	33	—
8 — à 15 —	10	—

A Copenhague une statistique de 1867 à 1879 donne :

Au-dessous de 1 an	74,2	p. 100
De 1 an à 5 ans	42	—
5 — à 15 —	6	—

Dans l'épidémie de Kiel, Bartels (2) a relevé la proportion suivante :

De 1 an à 5 ans	39	p. 100
5 — à 10 —	37,5	—

Mais ces chiffres, tout en montrant la gravité de la rougeole suivant l'âge, montrent aussi par la différence qui les séparent que la gravité de ce pronostic peut varier suivant certaines circonstances. Ainsi nous trouvons dans les différentes statistiques précédentes des chiffres très différents de 61,9 p. 100, de 57 p. 100, 51 p. 100 et 33 p. 100.

---

(1) Belloir. — *De l'antisepsie dans la rougeole* (th. Paris, 1894).

(2) Bartels. — *Sur une épidémie de rougeole à Kiel en 1860* (Virchow's Arch., 1860, vol. XXI).

Ce qui rend surtout grave le pronostic de la rougeole, ce sont les complications; or, c'est à l'hôpital que ces complications sont les plus fréquentes et les plus meurtrières. « La réunion de beaucoup de morbilleux dans une salle commune et unique provoque ces complications qui font toute la gravité de la maladie, la bronchopneumonie surtout; or celle-ci, presque toujours symptomatique d'une infection streptococcique, se transmet de morbilleux à morbilleux avec la plus grande facilité, sa gravité paraît même s'accroître de *passage à passage* (Hutinel) réalisant ainsi les faits expérimentaux si connus depuis les recherches de Pasteur (1). »

La marche de la rougeole suivant les différentes années et époques de l'année ne semble pas nous donner d'indication pour le pronostic de la maladie, et nous voyons en 1895 les mois de février et de septembre nous fournir la plus forte proportion de décès (20 et 24,19 p. 100) et le mois de novembre la plus faible (8,10 p. 100). D'ailleurs si nous consultons différentes autres statistiques, par exemple celle de la ville de Paris dont la plus grande partie des décès est fournie par les hôpitaux, nous trouvons les résultats suivants pour différentes années s'écoulant de 1880 à 1893 :

Année.	Décès par rougeole.
1880	986
1882	1,018
1884	1,533
1886	1,255
1887	1,674

(1) GRANCHER. — *Traité de médecine et de thérapeutique de Brouardel* (Art. *Rougeole*, p. 317).

Année.	Décès par rougeole.
1888	958
1889	1,220
1890	1,532
1891	1,020
1892	919
1893	701

D'autres chiffres relevés dans les statistiques d'Angleterre et du pays de Galles et que M. le Dr Pye-Smith, de Guy's Hospital de Londres, a eu l'amabilité de nous envoyer, concourent aux mêmes résultats.

Année.	Mortalité par 100,000 habitants.	Population.
1847.	50,7	17,150,018
1854.	49,8	18,404,368
1864.	39,7	20,883,889
1874.	51,7	23,724,834
1884.	41,9	26,922,102
1894.	39,1	30,060,763

Nous voyons par ces chiffres que le pronostic de la rougeole est essentiellement variable avec les années, cette différence tient surtout aux épidémies qui, non seulement modifient les statistiques d'une même ville, mais aussi celles de localités différentes, témoins ces quelques chiffres indiquant la mortalité par 100,000 habitants pour quelques capitales d'Europe :

Année.	Paris.	Londres.	Berlin.	Vienne.
1890-94. . . .	41	77	20	70
1895.	26	59	17	49

et les chiffres suivants relevés par M. Colin dans quelques épidémies :

Année.	Localités.	Cas.	Décès.	P. 100.
1861. . .	Ruelle.	582	139	27,7
1864. . .	Arras.	45	13	28,8
1860. . .	Val-de-Grâce.	125	40	32,0
1870. . .	Bicêtre.	457	168	36,7

De ce que nous venons d'exposer il résulte que le pronostic de la rougeole à l'hôpital est très grave et que cette gravité est beaucoup accrue par les complications surtout pulmonaires et les épidémies. Ce pronostic sera encore beaucoup plus sombre si l'enfant est très jeune, surtout s'il a moins d'un an et s'il présente un mauvais état général. Plus les salles de l'hôpital seront encombrées, plus le danger sera grand; aussi la proportion de léthalité augmente-t-elle en temps d'épidémie.

---

(1) Colin. — Union médicale, 1878.

LA PROPHYLAXIE

DE LA ROUGEOLE A L'HOPITAL

Nous n'avons en vue dans ce chapitre que les mesures prophylactiques à prendre dans l'hospitalisation de la rougeole.

Ces mesures doivent tendre vers deux buts différents : 1° éviter la propagation de la maladie dans l'hôpital, c'est-à-dire diminuer le plus possible les cas intérieurs; 2° lutter dans les pavillons d'isolement contre les complications si nombreuses et si terribles de la rougeole.

Voyons donc d'abord comment peut se faire la propagation de la rougeole dans les salles de l'hôpital. Elle peut se faire de différentes manières.

D'abord dans les salles d'attente de la consultation le plus souvent étroites et pouvant à grand'peine contenir tous les malades qui s'y tiennent pressés les uns contre les autres; dans ce cas, de deux enfants voisins l'un peut être atteint des premiers symptômes de la rougeole, l'autre peut n'avoir qu'un simple embarras gastrique ou toute autre affection différente; ces enfants, d'abord craintifs, font bientôt connaissance, jouent, s'embrassent et il y a alors cent pour cent de chance que le petit morbilleux communique à l'autre les germes de son affection. Si ces deux enfants sont admis, l'un sera dirigé sur la rougeole, le second sera envoyé dans les salles communes où il ira peut-être donner à ses petits voisins l'affection qui au bout d'environ quatorze jours se traduira chez lui par une éruption de rougeole. Si c'est là un des modes de propagation de la rougeole à l'intérieur ce n'est pas le seul et la contamination peut aussi se faire, les cas en sont rares heureusement, par l'intermédiaire du personnel des élèves et des infirmières.

M. le Dr Grancher (1) (*Société méd. hôp.*, 22 février 1889) ne rapporte-t-il pas en effet ce fait d'un cas de contagion dans une salle de berceaux à l'hôpital des Enfants-Malades par l'intermédiaire de la surveillante de cette salle, laquelle donnait ses soins à la surveillante de la rougeole qui avait contracté cette maladie; or, la chambre où elle était soignée était séparée de la salle des berceaux par un large palier.

Le Dr Croskery (2) rapporte un fait analogue qui lui est personnel. Rentrant chez lui après avoir fait quelques visites, il embrasse son fils, mais aussitôt se rappelle qu'il sort d'une chambre de rougeoleux ; il fait immédiatement laver l'enfant, il était trop tard, il avait la rougeole.

De tels faits permettent d'émettre un troisième hypothèse dans la transmission de la rougeole à l'hôpital. Les parents sont autorisés à venir voir leurs enfants deux

(1) GRANCHER. — *Sur le mode de transmission de la rougeole et de la diphtérie* (Soc. méd. hôp., 1889, p. 97).

(2) CROSKERY. — The Lancet, 1882, p. 887.

fois par semaine au moins, quelquefois tous les jours si les enfants tout en étant gravement malades ne présentent pas de maladie contagieuse ; ne pourrait-il pas se faire que ces parents, venant quelquefois de voir en ville un petit rougeoleux, n'apportent à leur enfant soigné à l'hôpital, et qu'ils embrassent en arrivant, les germes de la maladie ?

Le Dr Joel (de Lausanne) rapporte une observation à l'appui de cette hypothèse. « Au mois de décembre 1885, une fillette prenait la rougeole dans une salle de l'hôpital d'enfants que je dirige. Cherchant les origines, je trouvai que le père de cette enfant lui avait fait visite ayant chez lui deux autres enfants atteints de rougeole. Je ne pus douter qu'il ne fût le facteur de l'épidémie et, malgré toutes nos précautions d'isolement, huit autres enfants prenaient successivement la rougeole dans le courant du mois (1). »

Ce sont là des considérations qui, depuis longtemps, avaient frappé nos maîtres et les réclamations étaient nombreuses pour remédier à cet état de choses. Déjà en 1887 le Dr Ollivier (2) médecin de l'hôpital des Enfants-Malades demandait un interne de consultation pour examiner les enfants à leur arrivée, des salles d'attente et d'observation pour chaque variété de maladie contagieuse.

Mais c'est de l'année 1889 que datent les premières réclamations sérieuses à l'administration de l'Assistance publique. Plusieurs rapports de M. Sevestre sur la rou-

(1) Joel. — Semaine médicale, 24 mai 1885.

(2) Ollivier. — *Diffusion et prophylaxie* (Union médicale, janvier 1887).

(3) Sevestre. — Soc. méd. hôp., 1889, p. 88, 95, 114, 163.

geole aux Enfants-Assistés, où des pavillons d'isolement étaient ouverts depuis 1886, où une étuve et des bains nouvellement aménagés avaient été installés en 1889, montrèrent les bons résultats qu'avaient produits ces innovations. Mais il restait encore beaucoup à faire et M. le professeur Grancher, qui, devant les résultats insuffisants donnés à l'hôpital des Enfants-Malades par l'ouverture d'un pavillon d'isolement, avait, nous l'avons déjà dit, installé dans ses salles, un système d'isolement individuel au moyen de grillages métalliques, et pratiqué une antisepsie médicale rigoureuse, montre par des statistiques publiées en 1889 que toutes ces mesures étaient insuffisantes. « Le moins que nous puissions conclure dit-il, à la lecture de la statistique officielle, est que le service d'isolement n'a pas diminué les cas intérieurs. Ajoutons qu'il n'a pas diminué la mortalité qui oscille avant comme après la création des salles d'isolement autour de 41 p. 100 (1).

Aussi cherche-t-on de toute façon à réagir contre ces inconvénients. « Ce qu'il faut pour empêcher la rougeole aux Enfants-Assistés, écrit le Dr Sevestre, c'est un lazaret, c'est-à-dire une série de petites salles dans lesquelles les enfants réunis en petit nombre seront dès le moment de leur entrée, isolés des autres enfants jusqu'au moment où l'on sera sûr qu'ils n'ont pas apporté la rougeole du dehors ; si l'un d'eux tombe malade au bout de six ou huit jours par exemple, les 5 ou 6 autres qui ont été en contact avec lui seront peut-être contagionnés, mais ceux

(1) Grancher. — Bulletin médical, 1890.

qui se trouvent déjà dans les divisions seront préservés (1). »

L'isolement tel qu'on le pratique n'est pas en effet suffisant, car si on isole le malade atteint de l'affection morbilleuse, on laisse dans la salle commune tous ses petits voisins qui peuvent être contaminés. « Je crois, dit encore M. Sevestre, que l'isolement peut être très efficace pour empêcher la propagation de la rougeole, mais à la condition qu'on ne se borne point à séparer les enfants chez lesquels l'éruption est déjà effectuée, l'isolement vraiment utile, c'est celui qui s'adresse aux enfants contaminés par les premiers et pratiqué avant l'apparition des premiers symptômes de la période d'invasion (2). »

M. Richard (3), du Val-de-Grâce, trouve toutes ces mesures insuffisantes ainsi que toutes les précautions d'antisepsie étendues aux vêtements, au mobilier et aux personnes qui entrent en contact avec les malades; ce qu'il veut obtenir, c'est l'isolement complet du malade, l'isolement individuel cellulaire remplaçant l'isolement en commun, et pour cela il demande de petites chambres ayant environ $2^{m},50$ dans les trois dimensions, à angles arrondis, à parquet imperméable, de façon à rendre la désinfection facile. Les objets constituant le mobilier seraient tout en fer, enfin des glaces épaisses sans tain, permettraient aux petits malades de se voir les uns les autres.

---

(1) Sevestre. — Soc. méd. hôp., 1889.

(2) Sevestre. — *Loco citato.*

(3) Richard. — *De l'isolement individuel dans la rougeole* (Soc. méd. hôp., 22 mars 1889).

Cès diverses discussions décident la Société médicale des hôpitaux à nommer une commission chargée de faire un projet sur les mesures à prendre pour combattre la transmission des maladies contagieuses dans les hôpitaux d'enfants. Parmi les conclusions qui furent votées un certain nombre avaient trait à la rougeole et concluaient à la nécessité d'un interne spécial chargé de faire la sélection des enfants avant leur entrée dans la salle spéciale commune, cette sélection devait se faire dans une salle spécialement désignée à cet effet.

La construction de pavillons de douteux était demandée. Un pavillon dit de rechange devait être construit en plus des pavillons de rougeole, scarlatine, diphtérie et coqueluche.

Des petites salles de 6 à 8 lits devaient remplacer les grandes salles dans la construction des hôpitaux futurs.

Tous les vêtements et objets de literie devaient toujours être passés à l'étuve.

Parmi ces vœux, un certain nombre furent exaucés et nous avons vu que nos hôpitaux d'enfants furent successivement pourvus d'abord d'un interne chargé de faire la sélection à la porte, puis de pavillons de douteux; enfin des étuves système Geneste et Herrscher y furent installées pour permettre une désinfection parfaite. Malheureusement les résultats ne répondirent pas entièrement aux espérances qu'on avait fondées sur ces mesures; et cela tient d'abord à l'insuffisance des mesures prises.

Un interne fut chargé avons-nous dit, de faire la sélection et de petites salles d'attente spéciales furent adjointes à la salle d'attente commune, pour recevoir les cas douteux; mais un seul interne malgré son zèle et son dévouement, ne peut arriver à pratiquer complètement cette sélection, et malgré sa bonne volonté, il est inadmissible que certains cas de catarrhe précédant l'éruption de rougeole ne lui échappent, d'autre part, les malades commencent à arriver à la consultation à 8 heures et demie du matin, parfois ils arrivent par groupes, en tout cas il se fait nécessairement dans le couloir attenant à la salle où l'interne fait le triage des rapports entre les malades; aussi, si dans une certaine mesure ces précautions peuvent lutter contre la propagation de la rougeole elles ne peuvent la faire disparaître complètement; il faut donc chercher plus loin, à l'intérieur même de l'hôpital, un moyen plus efficace de lutter contre la contagion.

Nous avons vu que l'hospitalisation telle qu'elle existe, actuellement, est insuffisante; la création d'un pavillon de douteux n'a pas fait et ne fera jamais disparaître les cas intérieurs. Bien mieux, il peut être un danger lorsqu'il ne suffit pas pour contenir tous les malades qui y sont envoyés; nous en avons été malheureusement témoin en 1895 à l'hôpital Trousseau. Le pavillon des douteux y est divisé en deux ailes dont la droite recevait les douteux diphtéries, la gauche les douteux simples (rougeole, scarlatine et coqueluche); nous avons vu dans cette partie un encombrement tel qu'on avait même dû installer des lits dans le couloir central. Depuis, à la suite de nombreuses réclamations de la part des chefs de service, tout le pavillon a été affecté aux douteux simples et encore il est parfois insuffisant. Mais ce pavillon ne supprime pas les cas intérieurs apparaissant au dixième, onzième et douzième jour de leur entrée à l'hôpital, et c'est pourquoi M. le professeur Grancher installa dans son service les boxes grillés dont nous avons déjà parlé. La contagion de la rougeole par l'air n'étant pas prouvée, ce moyen d'isolement serait excellent s'il était pratiqué d'une façon parfaite; mais, malgré le dévouement et les soins que nous avons toujours rencontrés dans le personnel des infirmières, n'est-il pas admissible que parfois des fautes soient commises (M. Hutinel a même vu des élèves commettre de ces fautes)! Aussi M. le professeur Grancher dut reconnaître lui-même qu'il n'avait pas obtenu les résultats attendus.

M. le Dr Sevestre proposa une autre méthode de prophylaxie en demandant la création de lazarets où les enfants après leur admission à l'hôpital séjourneraient jusqu'à ce qu'on soit certain qu'ils n'ont pas de maladie contagieuse. Grâce à cette dernière mesure les cas intérieurs, sans être supprimés, seraient réduits dans une grande proportion, car, si dans une de ces chambres qui ne contiendraient que 3 ou 4 lits éclatait un cas de rougeole, il n'y aurait de chance de contamination que pour ces 2 ou 3 malades. Mais l'installation de ces lazarets, pratiquée pour les autres maladies contagieuses qui ne sont ni si insidieuses dans leur début ni si virulentes, serait peu pratique pour les cas suspects de rougeole qui devraient être au moins isolés quinze jours. Aussi en plus du lazaret toutes les salles communes devront ou être assez petites pour contenir seulement 3 ou 4 lits ou être divisées, comme l'a fait le Dr Hutinel aux Enfants-Assistés, en petites salles de 2 ou 3 lits par des cloisons vitrées. Ces différentes installations ne supprimeraient cependant point les chambres de douteux.

Pour compléter ces mesures, il serait recommandé aux externes chargés du service de la rougeole de ne point pénétrer dans une salle commune sans s'être soigneusement désinfecté le visage et les mains et s'être revêtus d'une blouse blanche. Le personnel d'infirmières ne devrait point, non plus, avoir de rapport avec celui des autres services, un dortoir et un réfectoire spéciaux lui seraient affectés. Les surveillantes et sous-surveillantes qui, pour le besoin du service, doivent parfois pénétrer dans les salles seraient astreintes aux mêmes précautions que les élèves.

Enfin nous avons dit que dans des cas très rares il est vrai (mais puisque le cas peut se produire, il faut le prévoir), les parents pourraient apporter du dehors, à leurs enfants les germes de la rougeole; ils devraient donc être obligés, avant d'entrer dans les salles où leurs enfants sont soignés, à se laver avec une solution antiseptique les mains et le visage et à revêtir une blouse blanche.

Grâce à ces moyens, on pourrait donc réduire presque à zéro le nombre des cas intérieurs.

Quelles seraient maintenant les précautions à prendre dans les soins à donner aux rougeoles caractérisées et isolées dans leurs pavillons respectifs. Il faut prévenir dans ce cas toutes les complications, c'est-à-dire tout d'abord la bronchopneumonie et ensuite toutes les complications dues à des bacilles pyogènes. L'isolement et l'antisepsie médicale proprement dite sont les deux moyens à mettre en pratique pour arriver à ce résultat.

Nous avons vu en effet, d'après nos tableaux statistiques, que la bronchopneumonie, est de toutes les complications de la rougeole, la plus fréquente et la plus meurtrière; or, d'après des travaux nombreux et récents, il est prouvé que cette maladie se transmet de deux façons, par l'air atmosphérique, par auto-infection.

Cette théorie de l'auto-infection, soutenue par le Dr Netter, a été confirmée par les recherches de Mery et Boulloche et plusieurs autres. Le Dr Netter a en effet trouvé dans la salive des petits rougeoleux, dans leurs sécrétions nasales, du streptocoque, du pneumocoque et des bacilles encapsulés (1).

Après lui, Mery et Boulloche ont également trouvé le pneumocoque et le streptocoque; H. Barbier a découvert une strepto-bactérie spéciale, et des staphylocoques blancs et dorés. Ces différents microbes ont été retirés des poumons de malades morts de bronchopneumonie. Quesner y a trouvé le pneumocoque; Neumann, le pneumocoque et le streptocoque; Morel, le streptocoque; Mosny, le streptocoque et le pneumocoque.

Les auteurs attribuent donc la pneumonie lobulaire à une infection secondaire; il est dès lors assez facile de comprendre quelles seront les mesures à prendre pour lutter contre cette complication.

En 1888, Gontier (de Lyon) écrivait : « On pourrait à peu de frais réaliser un progrès considérable en affectant un local spécial aux malades chez lesquels la broncho-

(1) Société méd. hôp., 12 juillet 1889.

pneumonie vient s'ajouter à la rougeole. Dans d'autres salles on ne réunirait que les malades atteints de rougeole simple et ces salles ne contiendraient qu'un petit nombre de lits pour limiter la contagion dans le cas où la bronchopneumonie viendrait à se déclarer dans l'une d'entre elles (1). » C'est donc appliqué à la bronchopneumonie ce que M. Sevestre demande pour la rougeole avec l'installation de lazarets.

De son côté M. Bard (2), de Lyon, en 1891 réclame la séparation des malades atteints de complications pulmonaires de ceux qui présentent une rougeole simple et à propos de ceux-ci il émet le même vœu que MM. Gontier et Sevestre, c'est-à-dire la division de la salle des rougeoles simples en petites salles de cinq ou six lits. Nous avons vu que M. le professeur Richard (du Val de Grâce) demandait encore plus : pour lui l'isolement collectif même par petites salles de deux ou trois lits est insuffisant, l'isolement individuel seul peut prévenir la contagion. Assurément ce serait l'isolement idéal, mais les objections sont si nombreuses que tout en reconnaissant les avantages de ce système on doit l'abandonner ; outre les frais qu'entraînerait la construction de ces pavillons, il faudrait un personnel trop nombreux et soumis à une surveillance trop rigoureuse pour arriver à des résultats satisfaisants.

Pour réaliser l'isolement complet il faudrait une infir-

---

(1) Gontier. — *Nature et prophylaxie de la bronchopneumonie des rubéoliques* (Th. Lyon, 1888).

(2) Bard. — *Contribution à l'étude de l'épidémiologie de la rougeole* (Rev. hygiène, mai 1891).

mière par salle ou tout au moins obtenir de l'infirmière chargée de plusieurs de ces petites salles une antisepsie absolue, des soins et des précautions de chaque instant. Or, M. le professeur Grancher n'a pu l'obtenir complètement avec son système de boxes grillés, il ne pourrait être plutôt obtenu par le système de M. le professeur Richard. Aussi ce qui prévalut dans la discussion de la Société médicale des hôpitaux et ce qui a été fait à la suite de cette discussion, c'est ce que demandait M. Sevestre, l'installation de salles de cinq ou six lits destinées aux rougeoles non compliquées. De cette façon on peut mettre dans une salle les rougeoles sans bronchite ni suppuration, dans une autre les rougeoles avec suppuration (otites, stomatites, vulvites, etc.). Alors si dans une de ces salles éclate une bronchopneumonie, on l'isole aussitôt et les autres petits malades de la même salle sont mis en observation.

Il est regrettable qu'à l'hôpital Trousseau, où le pavillon de la rougeole est relativement bien aménagé, les salles ne soient pas plus petites; nous avons, en effet, vu que des trois salles destinées aux rougeoles non compliquées, l'une contenait onze lits, l'autre sept et la troisième douze lits.

C'est dans ces cas que les boxes de M. Grancher peuvent rendre de grands services avec un personnel un peu exercé; et en effet, dans des cas où un enfant présente des symptômes permettant de croire à l'invasion d'une bronchopneumonie, on pourrait alors isoler le petit malade au moyen du box grillagé, jusqu'à ce que son affection soit nettement caractérisée.

Il est donc nécessaire que, dans le pavillon de la rougeole, soient annexées des chambres pour les cas compliqués ; et dans ce cas nous croyons que le système d'isolement individuel de M. Richard est de beaucoup préférable à l'isolement par chambre de cinq ou six lits. Dans une chambre à un lit, l'aération, les mesures antiseptiques sont beaucoup plus faciles à prendre et la désinfection pourra être faite beaucoup plus souvent.

En tout cas il sera bon, pour les raisons que nous venons d'énumérer de ne jamais mettre plus de deux lits par salle réservée aux bronchopneumonies. A ce point de vue, l'hôpital Trousseau est très bien partagé puisqu'il possède au premier étage du pavillon des rougeoles trois petites salles de deux lits.

Mais l'isolement n'est pas l'unique moyen de lutter contre les complications broncho-pulmonaires et une surveillance de tout instant de la part du personnel, une *antisepsie rigoureuse* sont aussi nécessaires. A ce point de vue nous n'avons rien à ajouter à ce que nous avons dit touchant les mesures antiseptiques prises à l'hôpital Trousseau durant l'année 1895.

En résumé nous croyons donc pouvoir énumérer de la façon suivante les règles de l'hospitalisation de la rougeole :

Faire à l'entrée de la consultation un triage parmi les malades et envoyer les cas de rougeole caractérisés d'une part; les cas douteux d'autre part, dans les divers pavillons qui leur sont affectés. Tous les autres enfants admis à l'hôpital seront envoyés dans des salles spéciales de cinq ou six lits où ils seront mis en observation une douzaine de jours. S'il ne se déclare pas de cas de rougeole ou d'autres maladies contagieuses, on les enverra alors dans la salle commune ; mais cette mesure facile à réaliser dans un hospice n'est guère pratique à l'hôpital ; aussi, dans ce dernier cas, les enfants non suspects de rougeole seront directement envoyés dans les salles communes qui ne contiendront pas plus de trois ou quatre lits.

A son entrée au pavillon de la rougeole, tout enfant sera l'objet de grands soins antiseptiques (bain de sublimé, désinfection des cavités accessibles, etc.), puis il sera mis dans une salle de deux ou trois lits au plus ; chaque jour les bains seront répétés s'il est nécessaire, les yeux, la bouche, les oreilles, les organes génitaux seront soigneusement lavés à l'eau boriquée et surtout de longues séances de pulvérisation seront fréquemment pratiquées ; les cas de suppuration seront envoyés dans une salle spéciale et confiés à une infirmière spéciale.

Tout cas de bronchopneumonie sera immédiatement isolé dans des chambres ne contenant pas plus d'un lit et dont la charge sera confiée à une même infirmière.

Il faudra autant que possible éviter d'hospitaliser les enfants âgés de moins de deux ans et surtout de moins de un an. Si la statistique que nous avons relevée à l'hôpital Trousseau en 1895 ne donne que quarante-deux cas de rougeole chez des enfants de moins de un an, c'est que M. le Dr Comby insistait auprès des parents pour leur faire garder les enfants de cet âge et ne les admettait que malgré lui. La mise en vigueur du nouveau roulement qui confie la direction du service au même chef pour la durée d'un an a paru donner de très bons résultats à cause de l'unité de direction qui en résulte et qui évite le changement incessant des prescriptions et des méthodes de traitement.

Enfin la rougeole n'étant plus contagieuse à la période de desquamation, les malades devront séjourner le moins possible à l'hôpital et être rendus à leurs parents dès que l'éruption, la fièvre et la bronchite ont disparu.

CONCLUSIONS

1° La rougeole est si insidieuse et si contagieuse à sa période d'invasion que la prophylaxie en est très difficile à réaliser et ne permet pas d'enrayer tous les cas de contagion.

2° La sélection pratiquée à la porte de la consultation a diminué les cas intérieurs sans les supprimer.

3° Le lazaret, pratique pour les autres maladies contagieuses, ne nous paraît pas l'être pour la rougeole ; pour suppléer à son insuffisance, les salles communes ne contiendront pas plus de trois ou quatre lits, ou seront divisées en petites chambres de deux lits par le système des cloisons vitrées du Dr Hutinel. La désinfection de toute personne entrant dans ces salles ou en sortant devra être rigoureusement pratiquée.

4° Le pavillon de la rougeole sera divisé en petites chambres de deux à trois lits pour le traitement des cas simples, l'isolement individuel étant inutile et impraticable dans ce cas; une partie de ce pavillon sera réservée à l'isolement des cas d'infections secondaires (otites, conjonctivites, stomatites et vulvites), dont la charge sera confiée à une infirmière spéciale.

5° Les rougeoles compliquées (bronchopneumonie) seront soignées dans des chambres entièrement isolées des autres dans le pavillon des rougeoles simples; l'isolement individuel y sera mis en pratique, il sera confié à un personnel d'infirmières ayant leurs dortoirs et réfectoires spéciaux.

6° L'hospitalisation, pour les enfants atteints de rougeole et âgés de moins d'un an, les condamne presque infailliblement à la mort.

7° Il faut éviter de laisser les enfants séjourner à l'hôpital après leur guérison.

8° Les bons résultats obtenus à l'hôpital Trousseau en 1895 sont dus à la mise en pratique des deux dernières conclusions précédentes, à l'antisepsie médicale soigneusement pratiquée par les infirmières, à l'unité de direction due à la suppression de l'ancien roulement, enfin à la sérumthérapie antidiphtérique et au tubage.

9° Le pavillon d'Aligre a permis de mettre en pratique, d'une façon à peu près parfaite, les règles d'isolement de la rougeole que nous avons données plus haut; il est cependant loin de pouvoir être présenté comme un modèle.

INDEX BIBLIOGRAPHIQUE

PANUM. — *Du mode de transmission de la rougeole* (Archives génér. de méd., avril 1851, T. I, p. 51).

FRANZ MAYR. — *Traité des maladies de la peau de F. Hebra* (Art. *Rougeole*).

GIRARD. — Bulletin de la Société médicale des hôpitaux, 1865 et 1869.

DUMAS. — Montpellier médical, n° 3, 1872.

LANCEREAUX. — Société médicale des hôpitaux, février 1873.

VIDAL. — Société médicale des hôpitaux, février 1873.

FŒRSTER. — Jahrb. fur Kinderheilhunde, 1876.

CADET DE GASSICOURT. — *Mode de transmission des maladies infectieuses dans les hôpitaux d'enfants et des mesures à prendre contre la contagion* (Société médicale des hôpitaux, 8 mars 1889).

BECLÈRE. — *De la contagion de la rougeole* (Thèse Paris, 1882).

COZE et FELTZ. — *Recherches cliniques et expérimentales sur la présence des infusoires et de l'état du sang dans les maladies infectieuses*. Strasbourg, 1891.

PIÉLICKE et CANON. — *Bacille* (Berlin. klin. Wochenschrift, 1892).

MICHAEL. — *Inoculation* (Berlin. klin. Wochensch, 1887, p. 808).

TCHAIKOWSKY. — *Le microbe de la rougeole* (Méd. moderne, 15 juillet 1896).

DECHAUT. — *De la rougeole irrégulière et compliquée* (Thèse Paris, 1842).

OYON. — *Causes de la gravité de la rougeole aux Enfants-Assistés* (Thèse Paris, 1873).

GREZES. — *L'antisepsie médicale dans le pavillon de rougeole des Enfants-Assistés* (Thèse Paris, 1896).

CROSKERY. — The Lancet, 1882, p. 887.

JOEL. — Semaine médicale, 24 mai 1885.

SEVESTRE. — *Etudes de clinique infantile*, Paris 1889.

— Société médicale des hôpitaux, 1889.

— Société médicale des hôpitaux, 1890.

— Société de médecine publique et d'hygiène professionnelle, mai, juin, juillet 1890.

— Revue des maladies de l'enfance, 1886 et 1890.

GRANCHER. — Bulletin de la Société médicale des hôpitaux, 1889.

— Société de médecine publique et d'hygiène professionnelle, mai, juin et juillet 1890.

— Bulletin médical, 1890, n° 45.

OLLIVIER. — *Diffusion et prophylaxie* (Union médicale, janvier 1887).

COMBY. — *Traité des maladies de l'enfance.*

— Société médicale des hôpitaux (Rapport, 1889).

— Revue des maladies de l'enfance. — Revue générale, 1889.

— Société médicale des hôpitaux, 1895 et 1896.

BELLOIR. — *De l'antisepsie dans la rougeole* (Thèse Paris 1894).

BARTELS. — *Sur une épidémie de rougeole à Kiel en* 1860 (Wirchow's Arch., 1860, vol. XXI, p. 65).

RICHARD. — *De l'isolement individuel dans la rougeole* (Société médicale des hôpitaux, 22 mars 1889).

GONTIER. — *Nature et prophylaxie de la bronchopneumonie des rubéoliques* (Thèse Lyon, 1888).

BARD. — Lyon médical, 1889.

— Revue d'hygiène, 1891.

BARBIER. — *La rougeole* (Bibliothèque Charcot-Debove. Paris, 1894).

EVANNO. — *Sur l'isolement de la rougeole* (Thèse Paris, 1892).

MAUNOIR. — *De la contagion à l'hôpital des Enfants* (Thèse Paris, 1876).

COLIN. — Union médicale, 1878.

NETTER. — Société médicale des hôpitaux, 12 juillet 1889.

— Bulletin de la Société de Biologie, 1887.

THÉVENIN. — Thèse Paris, 1888.

DIEULAFOY. — *De la contagion* (Thèse doctorat).

SNEL. — *Relation d'une épidémie de rougeole* (Normandie médicale, juin 1888).

HUTINEL et DESCHAMPS. — *Antisepsie médicale et scarlatine* (Bulletin médical, 29 juin 1890).

GUINON. — Traité de médecine (Art. *Rougeole*, t. II, p. 79).

MERY et BOULLOCHE. — Revue des maladies de l'enfance, avril 1891.

FAGGE and PYE-SMITH. — The Principles and Practice of Medecine.

QUAINE. — Dictionnary of Medecine.

GOODHART. — Disease of Children.

BIBLIOTHÈQUE NATIONALE IMPRIMÉS

TABLE DES MATIÈRES

BIBLIOTHÈQUE NATIONALE R.F. IMPRIMÉS

ÉVREUX, IMPRIMERIE DE CHARLES HÉRISSEY

www.ingramcontent.com/pod-product-compliance
Ingram Content Group UK Ltd.
Pitfield, Milton Keynes, MK11 3LW, UK
UKHW020404230726
13925UKWH00003B/1250